CONTRIBUTION A L'ÉTUDE

DU

MANUEL OPÉRATOIRE DANS L'APPENDICITE

PAR

Le D' Jules FERRON

Ancien interne en chirurgie des hôpitaux de Paris
Médaille d'argent du Ministère de l'Intérieur
Médaille de bronze de l'Assistance publique

PARIS

G. STEINHEIL, ÉDITEUR

2, RUE CASIMIR-DELAVIGNE, 2

1900

CONTRIBUTION A L'ÉTUDE

DU

MANUEL OPÉRATOIRE DANS L'APPENDICITE

IMPRIMERIE A.-G. LEMALE, HAVRE

CONTRIBUTION A L'ÉTUDE

DU

MANUEL OPÉRATOIRE DANS L'APPENDICITE

PAR

Le D' Jules FERRON

Ancien interne en chirurgie des hôpitaux de Paris
Médaille d'argent du Ministère de l'Intérieur
Médaille de bronze de l'Assistance publique

PARIS

G. STEINHEIL, ÉDITEUR

2, RUE CASIMIR-DELAVIGNE, 2

1900

A LA MÉMOIRE DE MON PÈRE

LE DOCTEUR JULES FERRON

A LA MÉMOIRE DE MA MÈRE

A MA SŒUR

A MON COUSIN AL. BOSSARD

A MON CHER MAITRE

M. LE DOCTEUR CH. PÉRIER

Chirurgien honoraire des hôpitaux
Membre de l'Académie de médecine
Officier de la Légion d'honneur.

A MON CHER MAITRE

M. LE DOCTEUR AD. JALAGUIER

Professeur agrégé à la Faculté
Chirurgien de l'hôpital des Enfants-Assistés

Témoignage de respectueuse affection.

CONTRIBUTION A L'ÉTUDE

DU

MANUEL OPÉRATOIRE DANS L'APPENDICITE

INTRODUCTION

Pendant notre internat, nous avons eu la bonne fortune d'être l'interne des docteurs Jalaguier et Routier; nous avons pu ainsi assister à un très grand nombre d'opérations pour appendicites.

Les cas que nous avons vu opérer par notre maître Jalaguier, « qui préfère laisser refroidir les appendicites et opérer, comme dit Trèves, dans les intervalles lucides de la maladie », étaient des appendicites à froid ou des appendicites chroniques. La plupart de ceux opérés, au contraire, par notre maître Routier, étaient des appendicites à chaud ; ce travail comprend deux parties : dans l'une, il est question du manuel opératoire dans l'appendicite à froid ou chronique, dans la seconde du manuel opératoire dans l'appendicite aiguë avec abcès ; nous laissons de côté les appendicites avec péritonites généralisées ; il ne sera pas davantage question des indications opératoires.

CHAPITRE PREMIER

Du manuel opératoire dans l'appendicite à froid.

On peut opérer à froid dans plusieurs conditions bien différentes ; si l'on a observé une crise aiguë d'appendicite avec fièvre, vomissements, empâtement iliaque, douleurs au point de Mac Burney et si l'on a soumis le malade au régime si bien réglé par mon maître Jalaguier, on ne tarde pas, du moins toujours chez l'enfant, à voir tous ces symptômes : le plastron iliaque se résout, la douleur devient minime, la fièvre tombe et au bout de cinq à six semaines l'on peut opérer réellement à froid. Au bout de ce temps, en effet, les adhérences qui persistent sont beaucoup moins vasculaires et l'opération est plus facile ; si le malade fait une exacerbation thermique les jours qui précèdent l'intervention, il faut retarder celle-ci ; ce terme de cinq à six semaines peut être réduit dans des cas exceptionnels à trois semaines, voire même quinze jours si la crise a été bénigne ; mais il ne faut pas trop se presser et certains chirurgiens trop impatients qui opèrent systématiquement, au bout de quinze jours, ne se trouvent pas en présence d'appendicites à froid, mais bien en présence d'appendicites « tièdes ». Souvent on opère des malades qui ont eu plusieurs crises ; chaque crise est la source de nouveaux exsudats et par suite d'adhérences dans la fosse iliaque ; on aura beau attendre le temps nécessaire que la dernière crise soit éteinte, on ne retirera jamais un aussi grand bénéfice de l'expectation que dans le premier cas ; le plastron ne disparaît jamais complètement, il reste presque toujours quelque chose dans la fosse iliaque ; ces cas sont les plus difficiles à opérer : le chirurgien, en effet, tombe sur une masse inflammatoire formée par le cæcum, l'intestin grêle et l'épiploon, au milieu de laquelle il est difficile de s'y reconnaître, et où la rupture des adhérences est la source d'hémorrhagies en nappe très difficiles à tarir ; dans les cas exceptionnels où la palpation ne décèle rien dans la fosse iliaque, il faudra s'attendre quand même à rencontrer de grandes difficultés.

Dans les appendicites chroniques d'emblée, l'opération est en général plus facile ; enfin, il est une forme d'appendicite sur laquelle Leguen et Beaussenat ont attiré l'attention dans la *Revue de gynécologie* ; cette forme chronique simule un néoplasme et est justiciable d'un traitement chirurgical.

Le malade devra avoir été baigné et rasé ; le ventre sera recouvert d'un pansement humide ; il faudra, chez l'enfant surtout, se méfier des compresses de sublimé, qui donnent souvent de l'érythème, et se contenter de compresses boriquées. Il n'est pas besoin d'ajouter que le malade aura dû être purgé la veille ; le purgatif n'est pas indifférent ; Jalaguier conseille surtout l'huile de ricin, qui a l'avantage de ne pas éveiller de mouvements péristaltiques et des douleurs ; Brun recommande de laisser le malade couché pendant une dizaine de jours avant l'opération.

Comment doit-on placer l'opéré ?

Dans les observations que j'ai lues, il n'en est pas question ; dans les opérations auxquelles j'ai assisté, l'opéré était horizontal ; jamais on ne s'est servi du plan incliné qui facilite tellement les autres interventions abdominales ; j'en suis un partisan convaincu depuis le jour où j'ai vu mon maître Rochard enlever l'appendice à des femmes qu'il opérait pour annexites et qui, par suite, étaient placées dans la position de Trendelenburg ; jamais il n'eut de difficulté à trouver l'appendice et pourtant ces malades avaient une incision médiane.

Il est donc rationnel de penser que si l'incision avait été latérale, comme c'est le cas dans l'appendicite à froid, la recherche de l'appendice eût été encore plus aisée ; je n'ai pas eu l'occasion de voir opérer des malades dans cette position, mais je sais que Jalaguier, depuis trois ans, a l'habitude de placer sur un plan incliné ses malades et qu'il en est satisfait.

Le plan incliné nous paraît surtout utile quand il y a de nombreuses adhérences dans la fosse iliaque ; il ne reste dans le champ opératoire que l'angle iléo-cæcal et les portions d'intestin immédiatement voisines ; on peut toutefois ne pas l'employer s'il n'y a pas d'adhérences, car il est alors très facile d'attirer à soi le cæcum ; dans ces conditions, on opère en dehors du ventre et l'intestin ou l'épiploon ne gênent nullement l'opérateur ; il suffit d'avoir vu un chirurgien aux prises avec un épiploon d'enfant pour être convaincu que le plan incliné peut rendre de grands services. Le chirurgien se placera naturellement à droite.

Avant de prendre le bistouri, il faudra palper soigneusement le ventre du malade ; cet examen pré-opératoire est moins nécessaire que dans l'opération à chaud, mais est néanmoins fort utile ; car il peut permettre, quand le malade est dans la résolution complète, de sentir parfois l'appendice et même des exsudats inflammatoires ; cela est arrivé plusieurs fois à Jalaguier, Guinard et bien d'autres ; Routier prétend que jamais on ne le sent et que ce que l'on croit être l'appendice n'est autre qu'un faisceau musculaire ou une bride épiploïque.

On peut prévoir quelquefois où est l'appendice, quand on a assisté à la crise aiguë ; si en effet on a constaté l'existence d'un plastron collé pour ainsi dire au niveau de l'épine iliaque antéro-supérieure, tout à fait à la limite externe de la région, l'appendice est latéro-cæcal, appliqué contre la face externe du cæcum ; de même, si en faisant le toucher rectal on a senti une masse indurée dans l'excavation avec peu de symptômes iliaques, on peut affirmer que l'on a eu affaire à un foyer inflammatoire péri-appendiculaire et que, par suite, l'appendice est dans le petit bassin.

En dehors de ces deux cas, on ne peut faire que des hypothèses ; il est vrai que la connaissance de la situation exacte de l'appendice importe peu au chirurgien qui opère à froid un cas d'appendicite ordinaire ; tout le monde est aujourd'hui d'accord pour faire l'incision qu'a préconisée le premier notre maître Jalaguier en 1895 ; un chirurgien anglais avait proposé la même six mois auparavant, mais Jalaguier n'en avait eu nullement connaissance.

Cette incision est parallèle au bord externe du droit ; elle se rapproche donc de celle de Max Schüller, mais elle en diffère essentiellement en ce qu'elle passe par la gaine du muscle; le chirurgien allemand incisait en dehors du muscle. Routier fait toujours systématiquement cette incision, même quand il opère à chaud : elle mène directement sur le cæcum ; elle y mène même trop bien, puisque certains chirurgiens prétendent que le cæcum correspondant dans toute sa hauteur à la longueur de l'incision vient constamment appuyer sur la cicatrice qui en résulte et cause une éventration; c'est un reproche sans valeur, car tous ceux qui ont employé cette incision et le mode de suture que recommande Jalaguier en ont été satisfaits ; pour sa part il n'a jamais eu d'éventration, dans tous les cas qu'il a opérés à froid. Routier, qui fait des sutures de la paroi à un seul plan, n'en a jamais eu non plus.

L'incision de Mac Burney, dans laquelle on ne sectionne aucun muscle, a le tort de nécessiter quatre écarteurs dans la plaie ; en outre, son auteur recommande de fendre transversalement le fascia transversalin et le péritoine ; cette incision est trop compliquée et donne fort peu de jour.

Voici comment procède Jalaguier.

Il détermine la ligne ilio-ombilicale, prend son milieu et fait une incision de huit à dix centimètres, parallèlement au bord externe du droit et s'arrange de telle façon que le tiers supérieur de l'incision soit au-dessus de la ligne, les deux tiers inférieurs au-dessous : l'hémostase en est faite d'une manière très rigoureuse; il tombe alors sur l'aponévrose du grand oblique et l'incise le long du bord externe du muscle; cette incision doit être faite très prudemment pour ne pas entamer le feuillet aponévrotique sous-jacent ; chaque lèvre aponévrotique est saisie avec une pince de

Chaput ; l'interne est réclinée en dedans, ce qui est facile, car à ce niveau, ainsi que l'a montré Hyrtl, l'aponévrose du grand oblique ne se confond avec le feuillet antérieur de la gaine qu'au voisinage du bord interne du muscle on recherche le bord externe de ce dernier et on incise le feuillet antérieur de sa gaine à un centimètre en dedans ; chaque lèvre est repérée avec une pince de Chaput et l'externe est disséquée de dedans en dehors ; elle est très facile à séparer du muscle, sauf en haut où existe l'intersection aponévrotique sous-ombilicale ; il est dès lors facile de récliner en dedans le muscle qui ne contracte en effet que quelques adhérences lâches avec sa gaine.

Le feuillet postérieur de celle-ci est ainsi mis à nu, avant de l'inciser, on aura presque toujours dû lier une artériole et une veinule qui traversent obliquement la partie inférieure de l'incision ; le fascia transversalis et le péritoine sont intimement accolés et seront incisés en même temps à un centimètre en dedans de l'angle formé par l'écartement des deux feuillets aponévrotiques qui constituent la gaine du muscle ; cette incision sera faite très prudemment ; un pli est fait avec une pince ; un coup de ciseau est donné à la base ; par l'ouverture on insinue une sonde cannelée et c'est sur elle que l'on achève l'ouverture du ventre ; Jalaguier n'incise pas d'emblée le péritoine d'un bout à l'autre de l'incision ; il fait d'abord une petite incision de trois à quatre centimètres ; et essaie d'amener l'appendice ; c'est seulement quand il prévoit qu'il aura des difficultés, qu'il complète l'incision de la séreuse ; il est bien rare qu'à ce moment l'épiploon ne vienne faire hernie à travers la plaie, surtout chez l'enfant ; il faut faire son possible pour le rentrer dans le ventre et il nous semble que le plan incliné faciliterait singulièrement la chose.

A ce moment, on introduit discrètement un index, le droit de préférence, dans la fosse iliaque ; on peut ainsi se rendre compte si l'opération sera facile ou malaisée ; si le doigt ne rencontre pas de masse inflammatoire plus ou moins fixée mais tombe sur un angle iléo-cæcal mobile, l'ablation de l'appendice ne sera qu'un jeu ; il se laissera cueillir très facilement ; il faut faire le moins de manœuvres possible dans l'intérieur du ventre ; l'index ou les deux index, comme je l'ai vu faire souvent à Jalaguier, amènent au dehors l'angle iléo-cæcal ; la recherche de cet angle est la chose capitale dans l'espèce ; quelquefois il est difficile à trouver ; on tire alors sur le cæcum que l'on reconnaît à ses bandelettes longitudinales qui le différencient d'une anse grêle ; dans les cas faciles il est inutile de rechercher les points de repères classiques pour trouver la base de l'appendice.

Il n'est pas toujours commode de saisir avec un seul doigt l'appendice quand celui-ci est libre dans la fosse iliaque ; il est en effet glissant comme tout l'intestin et s'échappe facilement ; il suffira de prendre le cæcum entre le pouce et l'index pour cueillir l'appendice ; si on le voit dans la fosse iliaque, une pince l'attirera également.

Une fois l'angle iléo-cæcal hors du ventre on se rend rapidement compte de la disposition relative du méso et de l'appendice ; si celui-ci est long, non recourbé avec un méso mince, on tend ce dernier à sa base ; un catgut n° 1 ou 2 double est passé avec une aiguille dans l'épaisseur du méso tout près de son insertion à l'appendice ; on coupe l'anse du fil et on procède à la ligature du méso ; elle doit être faite avec beaucoup de soin car l'artère appendiculaire mal liée donne souvent lieu à des hématomes dans l'épaisseur du méso ; en outre, cette artère appendiculaire une fois qu'elle a été sectionnée, se rétracte très facilement dans le méso et il est dès lors difficile de la saisir avec une autre ligature.

Une fois le méso lié on le détache avec des ciseaux de l'appendice jusqu'au niveau du point où celui-ci s'implante sur le cæcum ; on y met alors une ligature circulaire au moyen de l'autre catgut, à cinq millimètres de sa base ; il ne faut pas entrecroiser le fil de l'appendice et celui du méso, car cela gênerait pour invaginer le moignon dans l'épaisseur du cæcum. Il ne faut jamais séparer l'appendice du méso avant d'avoir lié ce dernier, la ligature du méso doit être serrée fortement ; celle qui est sur l'appendice beaucoup moins, car celui-ci pourrait céder sous une stricture trop forte, surtout s'il a été le siège de plusieurs poussées inflammatoires. Si le méso est épais et graisseux, Jalaguier conseille de traverser sa base avec un fil de catgut double ; les fils seront entrecroisés ; l'un d'eux étreindra le bord libre du méso et fera l'hémostase puisque l'artère appendiculaire est voisine de ce bord ; quant à l'autre, il faudra passer l'un de ses chefs au niveau de cette partie du méso qui s'insère sur le cæcum entre la base de l'appendice et l'embouchure de l'intestin grêle ; ce fil assurera l'hémostase de la moitié externe du méso qui renferme une branche récurrente de l'artère appendiculaire ; le méso sera coupé, comme précédemment, au-dessous de la ligature et détaché ensuite de l'appendice qui sera lié à son tour. Dans les cas où celui-ci s'enroule en spirale autour de son méso, il faudra d'abord détacher le bord adhérent du méso de l'appendice et c'est alors seulement que l'on pourra mettre une ligature sur la base du méso et l'appendice; c'est le seul cas où l'on soit autorisé à séparer l'appendice, du méso, avant d'avoir lié celui-ci.

Il ne faut couper aucun de ces fils qui devront être rassemblés dans une pince et confiés à l'aide, qui les tend de sa main droite et de sa main gauche tient l'appendice en l'air par sa pointe; on entoure alors d'une compresse la base de l'appendice et on applique une pince à 1 centimètre au-dessus de la ligature; avant de serrer cette pince il faut avoir soin de refouler vers la pointe de l'appendice les liquides ou les matières fécales qu'il peut renfermer; l'appendice est coupé avec une paire de ciseaux fins et pointus; ces mêmes ciseaux serviront à abraser la muqueuse du moignon appendiculaire qui sera saisie entre les mors d'une pince à griffe; un coup de curette achève d'enlever les débris de muqueuse; les ciseaux, la curette et la pince à griffe sont septiques et ne serviront plus pendant le reste de l'opération.

Broca insiste avec raison dans sa monographie sur l'appendicite, sur ce petit détail opératoire qui a son importance.

Une pointe de thermo-cautère est appliquée sur le moignon appendiculaire; pendant tout ce temps l'aide aura eu soin de tirer modérément sur les fils pour l'empêcher de rentrer dans le ventre; avec une fine aiguille on fait un double point à la Lembert sur le moignon avec le catgut oo; les deux chefs de la ligature qui étreint l'appendice sont coupés, et au moyen d'un surjet continu de catgut oo à points passés, commençant à un centimètre et finissant à un centimètre en dehors du moignon, on achève de cacher celui-ci ; Jalaguier attache une très grande importance à l'enfouissement du moignon appendiculaire, qui s'il était libre pourrait contracter des adhérences avec la péritonite voisine ou une anse grêle. Broca arrive au même but en faisant deux séries de points séparés séroséreux sur la paroi cæcale ; j'ai souvent vu Jalaguier faire disparaître le moignon sous une frange épiploïque ou un débris d'adhérences.

Il ne reste plus qu'à refermer le ventre ; avant cela il faut toujours inspecter la surface de section du méso pour voir si l'hémostase est parfaite ; il est facile de s'en assurer puisqu'il n'y a qu'à tirer sur les fils de catgut qui étreignent ce méso ; ils seront alors seulement coupés. Challiol (voir thèse de Lyon, 1894) conseille, pour mieux assurer encore l'hémostase, de faire un surjet sur la surface de section du méso ; cela me paraît absolument inutile.

On procède alors à la fermeture du ventre, et pour laisser le moins de temps possible la cavité péritonéale ouverte Jalaguier rapproche l'une de l'autre la partie médiane des deux lèvres du péritoine pariétal et du fascia transversalis, au moyen des deux pinces de Chaput, qui ont été mises comme repères au début de l'opération ; il est dès lors facile de mettre une troisième pince sur les deux lèvres qui sont en contact ; un surjet de catgut n° o à points passés est fait sur le péritoine et le fascia transversalis et arrêté comme le recommande Tuffier ; un aide avec un écarteur de Farabeuf facilite la chose en écartant en dedans, en même temps qu'il le soulève, le bord externe du grand droit ; il fera en sorte de ne pas appuyer avec l'extrémité de l'écarteur sur le péritoine et le fascia transversalis qui sont très friables en général et se déchireraient ; cette suture est particulièrement difficile à exécuter chez les adultes obèses.

On laisse ensuite le bord externe du muscle venir se placer dans l'angle dièdre formé par l'écartement des deux feuillets de sa gaine ; un catgut le fixe dans cette position ; un second surjet est fait sur l'aponévrose du petit oblique ; ces deux surjets aponévrotiques sont sur un même plan antéro-postérieur, il est vrai, mais sont séparés par le droit qui est revenu à sa position première ; le troisième et dernier surjet aponévrotique est fait sur l'aponévrose du grand oblique et est situé notablement (un centimètre au moins) en dehors des deux autres. Enfin, pour réunir la peau l'aide saisit les deux extrémités de l'incision cutanée entre le pouce et l'index de chaque main et tire en sens inverse ; un crin de Florence est passé au milieu de l'incision, prenant un peu des tissus sous-jacents et assez loin des lèvres de la plaie ; deux autres passent à un centimètre environ des extrémités ; trois crins seulement servent donc à affronter la peau, qui l'est d'une façon très exacte ; les nœuds de ces crins ne doivent pas être placés sur l'incision, mais en deçà ou au delà : leur pression est, en effet, très douloureuse.

Ces crins sont enlevés au bout de quatre jours ; un pansement au stérésol est alors appliqué sur l'incision ; les soins post-opératoires sont les mêmes que dans les autres opérations intra-abdominales.

Telle est la technique qu'emploie Jalaguier ; il en a toujours été satisfait et n'a jamais eu le moindre ennui post-opératoire.

« L'opération s'exécute, pour ainsi dire, à blanc ; on ne coupe pas les fibres des muscles petit oblique et transverse, section qui ne se fait pas sans hachures et qui se prête mal à une suture exacte ; de plus, et c'est là le point capital, les sections aponévrotiques qui sont nettes et peuvent être exactement suturées ne sont pas superposées les unes aux autres, et le muscle grand droit recouvrant la suture la plus profonde l'empêche de céder à la distension. » Pour nous cette incision sur le bord externe du droit est applicable à tous les cas d'appendicite à froid ; notre maître est moins exclusif : quand il est sûr que l'appendicite est en situation pelvienne, il préfère se servir d'une incision oblique comme celle de Roux, mais située encore un peu plus bas, et tout près de l'arcade ; enfin quand il pense que l'appendice est en dehors du cæcum, il fait l'incision de Roux classique ; ces restrictions visent surtout les adultes. Jalaguier pense néanmoins « que, même dans ces circonstances peu favorables, l'opération peut être menée à bien par le procédé qu'il a décrit, à condition de se donner du jour en prolongeant l'incision en bas et en dehors » (1).

Brun emploie à froid l'incision de Roux, un peu concave en dedans : selon lui elle facilite la recherche des appendices rétro-cæcaux et pelviens ; cette incision expose incontestablement aux éventrations ; aussi pour y remédier Brun recommande-t-il au moment où on fait la suture des muscles de la paroi d'avoir bien soin de comprendre dans

(1) JALAGUIER. *Traité de chirurgie*, de DUPLAY et RECLUS.

cette suture le petit oblique qui se rétracte très facilement sous le grand ; « une éventration serait la conséquence de cette négligence » ; ce chirurgien emploie la suture à étages. Auguste Broca, qui s'est rallié aux idées de Jalaguier, fait aussi comme lui son incision sur le bord du muscle ; il ne suit pas cependant dans toute sa rigueur la méthode de Jalaguier ; en effet, en lisant la monographie qu'il a écrite récemment sur l'appendicite et en regardant les figures qu'il a fait dessiner, on voit qu'il incise en même temps et sur la même ligne verticale l'aponévrose du grand oblique et le feuillet antérieur de la gaine du droit ; il n'a à faire par suite que deux surjets aponévrotiques au lieu de trois ; le troisième surjet que Jalaguier applique sur l'aponévrose du grand oblique est supprimé ; le même surjet réunit en effet les quatre lésions aponévrotiques formées par le feuillet antérieur de la gaine et l'aponévrose du grand oblique.

Routier fait cette incision sur le bord du droit dans tous les cas ; il pense que c'est surtout dans les cas où l'appendice plonge dans le bassin qu'elle est utile ; elle est en effet plus rapprochée de la ligne médiane que l'incision de Roux et permet d'y voir plus clair dans le fond de l'excavation ; voici comment il procède :

Incisions de 5 à 6 centimètres, qui passe elle aussi par la gaine du droit ; il fait d'abord cette incision aussi petite que possible, quitte à l'agrandir si le besoin s'en fait sentir pendant l'opération ; contrairement à ce que fait Jalaguier, l'aponévrose du grand oblique et le feuillet antérieur de la gaine du muscle sont incisés du même coup de bistouri ; le droit est récliné en dedans ; incision du feuillet postérieur et du péritoine en dedans de l'angle droit formé par l'écartement des deux feuillets ; l'appendice est amené au dehors (nous supposons toujours un cas facile) ; un fil est passé en double à la base du méso ; ligature séparée du méso et de l'appendice à cinq millimètres du cæcum ; parfois le même fil sert à lier méso et appendice et dans ce cas on commence toujours par lier le méso, section de l'appendice avec le thermo ; deux pointes de feu en croix sur le moignon ; les fils sont également coupés avec le thermo ; le tout est abandonné ainsi dans le ventre ; jamais Routier n'enfouit le moignon ; sutures de la paroi à un seul plan au moyen de doubles crins de Florence ; deux points sont suffisants dans la plupart des cas ; quelquefois un point superficiel supplémentaire est nécessaire et les fils sont enlevés au bout de huit à dix jours ; il arrive assez souvent qu'on embroche les vaisseaux épigastriques ; il est alors facile de les lier puisqu'on les voit. Jalaguier a dû seulement les lier deux fois en exécutant son procédé ; chez l'enfant les vaisseaux épigastriques sont plus rapprochés du bord externe du muscle que chez l'adulte, et par suite plus faciles à éviter quand on fait la suture à un plan.

Routier n'a jamais observé de fistule post-opératoire dans les cas d'appendicite qu'il a opérés à froid. Jalaguier tient au contraire à cacher le moignon, qui pourrait, en contractant des adhérences dans la fosse iliaque, être la cause ultérieure de douleurs et de tiraillements dans cette région.

Il existe encore bien d'autres procédés pour enlever l'appendice. J'ai vu très souvent mon maître Rochard enlever l'appendice à des femmes qui étaient laparotomisées pour annexite ; il employait le procédé de la manchette qui est trop connu pour que nous insistions d'avantage.

Vignard, dans son excellente thèse de Lyon, parle de deux autres procédés employés par des chirurgiens américains ; nous nous contenterons de les décrire d'après lui, sans pouvoir les apprécier, ne les ayant jamais vu exécuter.

Parker Syms, pour ne pas laisser de moignon appendiculaire, préconise la méthode décrite par Hoggard de Nashville :

« Après avoir lié et coupé le méso, un aide pince le cæcum à un pouce de chaque côté de l'appendice et celui-ci est réséqué avec ablation simultanée d'une petite rondelle cæcale ; cet orifice est ensuite traité comme une entérotomie ordinaire.

« Enfin Drawbarn extirpe l'appendice de la façon suivante :

« A un demi-centim. du point d'implantation de l'appendice dans le cæcum, il fait à l'aide de trois ou quatre points une petite suture en bourse tout autour de l'appendice et comprenant seulement le revêtement péritonéal ; les deux chefs du fil ne sont ni liés, ni serrés ; on coupe l'appendice à un centim. de sa base et l'on regarde si son canal est perméable ; s'il ne l'est pas, on le rend libre à l'aide d'une pointe de thermo ; saisissant alors l'appendice avec une pince on l'invagine dans le cæcum et on lie à moitié les fils qui sortent ; on retire alors la pince et on complète le nœud ; à l'aide de quelques points de Lembert on obture à la base du cæcum la petite dépression qui marque la place de l'appendice. Le seul inconvénient du procédé réside dans ce fait que lorsqu'on coupe l'appendice, son contenu s'échappe facilement, car rien ne l'étreint encore à sa base. Ce modus faciendi n'est applicable qu'aux cas où il y a peu d'adhérences où le cæcum peut être facilement attiré et le champ opératoire très soigneusement protégé. »

Nous repoussons tous les procédés qui consistent à fixer le moignon appendiculaire au péritoine pariétal, par peur d'une fistule ; le cæcum est ainsi immobilisé, et cela doit certainement causer des douleurs post-opératoires.

Nous avons supposé jusqu'ici que le chirurgien s'était trouvé devant un cas facile : il n'en est pas toujours ainsi ; il faut bien savoir, en effet, que même quand on a laissé une appendicite se refroidir le temps suffisant on peut être aux prises avec de grandes difficultés ; l'appendicectomie à froid est très rarement une opération facile.

« Comme le dit le professeur Berger (in *Bulletin Soc. de Chirurgie*, 1899), l'opération à froid ménage bien des surprises et, malgré toutes les prévisions, la recherche de l'appendice et sa libération peuvent rencontrer des difficultés très sérieuses et même présenter des dangers. »

Dès que, avec l'index introduit dans la fosse iliaque, on voit que cela n'ira pas tout seul, il faut immédiatement faire un champ opératoire intra-abdominal ; car, au cours des manœuvres que nécessite la libération de l'appendice, on est exposé à rompre des abcès restés latents. Il faut bien avoir présente à l'esprit la possibilité de ces abcès dans l'appendicite à froid ; il me souvient d'avoir aidé mon maître Routier à opérer un jeune homme qui avait eu, trois

mois auparavant, une crise aiguë d'appendicite ; depuis, il
éprouvait continuellement des douleurs sourdes dans la
fosse iliaque. Ces douleurs ne l'inquiétaient pas et ne le
gênaient pas outre mesure, puisqu'il s'était marié quinze
jours auparavant. Il avait un abcès rétro-cæcal gros à peu
près comme une mandarine ; la douleur n'avait pas été plus
vive les jours qui précédèrent l'opération ; et le médecin
du malade affirmait qu'à aucun moment son client n'avait
eu de fièvre. Il ne résulta rien de la rupture de cet abcès,
car le ventre était protégé. On peut se servir indifférem-
ment de compresses ou d'éponges montées avec des pinces
éprouvées. Il n'est pas besoin de rappeler que la presse
s'est occupée, il y a quelques mois, d'une malheureuse
compresse qui était restée dans le ventre d'une opérée d'appendicite ; ces éponges ou ces compresses refouleront en
dedans les anses grêles ; trois éponges de grosseur moyenne
suffisent généralement. Nous ne saurions trop insister sur
la nécessité de ce champ opératoire intra-abdominal, qui
doit être établi avant de tenter la moindre manœuvre.

Il faut tout d'abord aller à la recherche de l'appendice
et pour cela s'aider de l'œil et du doigt ; souvent le chirurgien tombe sur un épiploon induré, épaissi, étalé comme un
voile dans la fosse iliaque devant l'anse iléo-cæcale, mas-
quant tout ; s'il adhère seulement par ses bords, il sera
facile, avec l'index conduit au niveau du bord externe du
cæcum, de s'insinuer entre l'épiploon et l'intestin ; mais souvent cet épiploon peut avoir contracté des adhérences
intimes dans toute l'étendue de sa face postérieure : il
faudra, comme précédemment, aller sur les confins de
la fosse iliaque et tâcher de glisser un doigt entre le

cæcum et l'épiploon ; il ne faudra pas trop craindre de déployer un peu de force ; peu à peu on arrivera à libérer l'épiploon : on aura alors grand soin, avant d'aller plus loin, d'inspecter minutieusement la paroi sous-jacente du cæcum et de l'iléon ; on la trouvera saignante ; et la rupture des adhérences intestino-épiploïques sera la source d'une hémorrhagie en nappe assez abondante et presque toujours déterminera des érosions du cæcum et de l'intestin grêle, qui sont le plus souvent superficielles, mais peuvent parfois intéresser toute l'épaisseur de la paroi intestinale. Un clamp sera mis en tissu sain au-dessus de la partie décollée qui sera immédiatement réséquée pour faire de la place ; des ligatures seront mises sur les points saignants, et des surjets aussi nombreux qu'il le faudra sur les points dénudés de manière à avoir une surface partout péritonisée. Parfois on est obligé d'effondrer en son centre le voile épiploïque pour arriver à le décoller ; on n'aura pas d'autre moyen à sa disposition quand l'épiploon, au lieu d'être tendu devant les organes de la fosse iliaque, est pour ainsi dire moulé sur le cæcum ; dans ce cas particulier Jalaguier cherche tout d'abord à décoller le bord inférieur de l'épiploon ; quand on sent que l'épiploon est fusionné en un point d'une façon intime avec la fosse iliaque, il ne faut pas s'acharner à vouloir rompre cette adhérence ; un clamp sera mis au-dessus de cette partie adhérente qui pourra sans inconvénient être abandonnée dans le ventre après avoir été ligaturée.

Les adhérences épiploïques ne se présentent pas toujours heureusement sous cet aspect ; le plus souvent elles revêtent la forme de brides larges de un à deux ou trois travers de doigt ; il faudra immédiatement couper cet épiploon entre deux pinces et se servir de la partie inférieure adhérente pour aller à la recherche de l'appendice. En exerçant une traction légère on aura parfois la bonne fortune d'amener l'appendice qui contracte très souvent des adhérences avec l'épiploon ; il faudra bien se garder de les rompre ; elles sont, en effet, l'indice qu'il y a eu une perforation de l'appendice qui a été bouchée par le repli péritonéal ; très souvent à ce niveau existe un petit abcès de dimensions variables, depuis la grosseur d'un grain de chènevis jusqu'à celle de l'extrémité du petit doigt ou du pouce ; il est inutile, pour enlever l'appendice, de détruire cette adhérence ; une ligature circulaire sur la base de l'appendice suffira pour être débarrassé de celui-ci et de l'épiploon.

Quand on aura dû réséquer de l'épiploon, il faudra le lier ; une simple ligature circulaire au catgut n° 2 suffira pour une bride ; mais si on a dû en enlever plus, il sera préférable de faire des ligatures multiples ; chaque ligature sera serrée d'une façon continue et progressive, en aucun cas il faudra les entrecroiser ; les ligatures en chaîne en effet ont l'inconvénient de ratatiner la surface de section de l'épiploon et sont souvent très douloureuses ; ces catguts seront passés au-dessus du clamp épiploïque au moyen d'une aiguille mousse ou d'une pince hémostatique ; ils ne seront pas coupés, mais tous rassemblés entre les mors d'une pince, de manière à faciliter l'inspection du moignon épiploïque avant la fermeture du ventre.

Les adhérences épiploïques s'observent non seulement dans les appendicites chroniques secondaires, mais aussi dans les appendicites chroniques d'emblée. Jalaguier se contente de détacher l'épiploon de la partie qu'il veut enlever, c'est-à-dire de l'appendice, il ne résèque l'épiploon que quand il trouve dans son épaisseur des traces d'abcès. Walther va plus loin ; non seulement il libère l'épiploon partout où il le trouve adhérent, mais il le résèque dans sa totalité.

Il a observé un homme à qui il avait enlevé l'appendice à la suite d'une crise aiguë sans toucher à l'épiploon adhérent ; cet opéré a présenté une poussée d'épiploïte simulant une poussée de péri-appendicite. Cette divergence entre ces deux chirurgiens s'explique : Jalaguier opère surtout des enfants avec épiploon souple peu sclérosé et qui revient vite à sa souplesse normale, une fois que l'appendice a été enlevé. Walther, au contraire, a eu affaire à des adultes et à des vieillards dyspeptiques depuis de longues années et qui étaient traités pour une affection organique du tube digestif. Walther dans les 83 cas d'appendicites chroniques qu'il a opérés a rencontré l'épiploon.

11 fois adhérent, cæcum et côlon ascendant seuls.
4 fois adhérent à la paroi abdominale et au côlon.
2 »   »   à la paroi seule.
3 »   »   appendice.
2 »   »   intestin grêle.
2 »   »   utérus et ovaire.
1 »   »   vessie.

Walther fait remarquer la rareté des adhérences appendiculo-épiploïques ; dans les trois cas qu'il a observés l'épiploon s'attachait en même temps à l'appendice et au côlon et une fois à la paroi ; de même il n'a jamais vu d'adhérence isolée à l'intestin grêle ; dans les deux cas ci-dessus les adhérences s'étendaient au côlon ascendant et une fois à la paroi abdominale ; ces adhérences appendiculo-épiploïques nous paraissent moins rares qu'à Walther ; nous en avons observé personnellement deux cas, et dans deux autres cas que nous a communiqués notre maître Jalaguier la pointe de l'appendice kystique était encastrée dans l'épaisseur de l'épiploon. « Les adhérences anciennes qu'on observe dans les appendicites chroniques secondaires, ou les appendicites chroniques d'emblée, se rétractent et déterminent des tiraillements sur les organes, des coudures de l'intestin, exagèrent celle de l'angle droit et du côlon ; le transverse peut être maintenu soli-dement sur un épiploon rétracté et comme sclérosé contre le côlon ascendant ; dans deux cas il a vu l'estomac tiraillé par rétraction de l'épiploon adhérant au cæcum et au côlon ascendant au point que la grande courbure apparais-sait sous la lèvre interne de l'incision iliaque ; dans ces deux cas les signes de dilatation de l'estomac disparurent après l'opération. ». (In Walther, *Bull. Soc. Ch.*, 1900.)

En somme, chez l'enfant, on pourra se contenter de libérer l'épiploon de l'appendice sans le réséquer, s'il paraît souple et non enflammé ; chez les sujets atteints d'épiploïte chronique, il faut suivre le conseil de Walther, détruire toutes les adhérences et réséquer largement l'épi-ploon.

Une fois que l'on s'est débarrassé de l'épiploon qui dans

certains cas masque tout, on va à la recherche de l'angle iléo-cæcal ; l'index recourbé en crochet le reconnaît plus et moins facilement suivant le degré de péri-appendicite on essaie de l'amener au dehors ; il faut pratiquer une véritable éviscération.

En aucun cas il ne faudra agir à l'aveugle, mais bien tâcher de se rendre compte de ce qui peut empêcher l'angle iléo-cæcal de sortir du ventre ; souvent c'est une bride qui relie le côté externe du cæcum à la fosse iliaque et qu'il suffira de couper ; parfois c'est l'appendice qui est adhérent par sa pointe ; l'angle apparaît bien dans la plaie mais ne peut être amené plus au dehors : nous avons observé un cas semblable sur un de nos collègues d'internat qui fut opéré par Jalaguier aidé de Tuffier ; dans ce cas, l'appendice très long, adhérait d'une façon intime par sa pointe aux vaisseaux iliaques externes ; ces adhérences limitées à la pointe de l'appendice sont peu gênantes pour le chirurgien ; c'est dans ces cas que l'appendice est le plus facile à trouver, il se présente en effet sous la forme d'un cordon sur lequel le doigt tombe presque immédiatement.

Il n'en est plus de même quand l'appendice est plaqué contre la fosse iliaque, sur sa paroi postérieure ou sur son bord interne au niveau des vaisseaux, et adhérent sur presque toute sa longueur ; parfois il fait un relief à peine sensible sur la fosse iliaque, caché complètement par des fausses membranes ; si par bonheur il renferme un coprolithe à l'intérieur, ce corps étranger sera un guide excellent. Si malgré toutes les tentatives faites pour libérer l'appendice on n'y arrive pas, il faut user d'un artifice que j'ai vu très souvent employer par Jalaguier.

On se porte vers la base de l'appendice ; on y met une ligature ; une pince est appliquée en dessous ; section de l'appendice entre les deux ; pointes de feu sur le moignon appendiculaire et sur le bout périphérique de l'appendice de manière à rendre leur surface de section aseptique ; on rentre le moignon appendiculaire provisoirement dans le ventre ; et on ne s'occupe plus que du bout périphérique de l'appendice. Je n'ai pas besoin d'ajouter que le méso a été lié préalablement. La nature se charge elle-même assez souvent de faire cette section de l'appendice dans les interventions à froid, il arrive que l'on trouve un appendice séparé du cæcum ; cette amputation spontanée laisse en général toujours un moignon cæcal suffisant pour que l'on puisse le lier à sa base et l'enfouir si on le désire ; ce moignon est le plus souvent oblitéré, mais par prudence on devra le cautériser et l'enfouir ; le bout périphérique dans ces cas est toujours adhérent, il sera en général facile à libérer.

Si ce bout périphérique ne venait pas, on pourrait recourir à la méthode de l'appendicectomie sous-séreuse qu'a décrite Poncet à l'Académie de médecine ; une pince de Kocher de préférence est appliquée sur la musculo-muqueuse du bout périphérique ; on amorce la séparation d'avec la séreuse et on tire, on amène ainsi l'appendice moins sa tunique séreuse. Vignard dit dans sa thèse que cette méthode est bonne, qu'elle est facile à exécuter sur le vivant où la séreuse appendiculaire est épaissie par l'inflammation. Terrier a fait un jour une appendicectomie sous-séreuse d'une manière involontaire. Si pour une raison quelconque on se décidait à abandonner cette partie périphérique de l'appendice, il ne faudrait pas croire qu'on a fait une opération très incomplète et dont le malade ne retirera aucun bénéfice ; loin de là, il vaudrait mieux pour le malade qu'il eût, comme le dit Roux, son appendice dans la poche : la grosse affaire dans l'opération de l'appendicite est de séparer l'appendice du cæcum ; un appendice ainsi isolé n'est plus dangereux, il s'atrophiera le plus souvent.

Enfin, on peut tomber sur une masse dure, partout adhérente dans la fosse iliaque, ce sont les cas les plus défavorables ; l'intestin grêle, le cæcum, l'épiploon, tout est fusionné dans une gangue de péritonite adhésive ; il faudra s'armer de patience et commencer à attaquer cette masse par son côté externe. En la décollant, le doigt se rendra compte, à un moment donné, qu'il éprouve une résistance plus grande ; ce point où les adhérences sont au maximum correspond à l'appendice ; on devra redoubler d'attention ; en effet, il est fréquent d'observer au milieu de ces adhérences des reliquats d'abcès qui sont peu dangereux il est vrai, mais il peut y avoir aussi de véritables abcès ; nous en avons relaté un cas plus haut. Peu à peu, on sent que l'on gagne du terrain, et on finit par tout sortir ; il s'agit de rechercher l'appendice au milieu de ce magma rougeâtre ; pour cela il faut trouver sa base qui est la seule partie fixe de l'organe ; on suivra de haut en bas, soit la bandelette longitudinale antérieure, comme le conseille Elliot, soit la bandelette postéro-interne comme le conseille Vignard, d'après Poncet ; souvent un bout de méso a conduit directement Jalaguier sur l'appendice ; toujours, dans ces cas, il est enfoui dans une gangue inflammatoire et il faut le disséquer pour pouvoir le réséquer.

La palpation méthodique du cæcum et de la fin de l'intestin grêle rend également de grands services; parfois, en effet, on a l'appendice sous les yeux et on ne le voit pas; on pourra ainsi sentir un cordon dur roulant sous le doigt; si l'on sent à l'intérieur une petite masse plus ou moins sphérique, ce sera un coprolithe et par suite, le cordon sera certainement l'appendice; il est vrai qu'un ganglion de petit volume peut donner la même sensation; Jalaguier a signalé cette cause d'erreur.

C'est seulement la palpation du cæcum qui a permis à Routier de trouver l'appendice dans un cas où il était pour ainsi dire inclus dans la paroi cæcale et plaqué contre la bandelette longitudinale antérieure; il dut se livrer à une véritable dissection; l'appendice n'est pas toujours placé longitudinalement sur le cæcum; il croise fréquemment plus ou moins obliquement sa face antérieure.

Il ne faut pas craindre de faire basculer le cæcum de bas en haut, de manière à le renverser de façon à bien voir sa face postérieure; fréquemment, en effet, l'appendice est rétro-cæcal; dès qu'on l'aura trouvé, il faudra de la main gauche le saisir et de la main droite rentrer l'anse iléo-cæcale dans le ventre; ce mouvement de bascule n'est pas toujours possible; souvent on arrive à libérer le cæcum de ses adhérences à la fosse iliaque dans toute son étendue, sauf en un point: au niveau de l'ampoule cæcale; c'est en effet là que cela tient toujours le plus; c'est au chirurgien de savoir s'il peut sans déchirer le cæcum ou l'anse grêle voisine exercer une légère violence pour détacher l'ampoule cæcale. Quénu a dû renoncer à chercher l'appendice dans un cas semblable (*Société de chirurgie*, 1893).

Richelot, opérant à froid, après avoir fait basculer le cæcum, eut toutes les peines du monde à trouver l'appendice qui était rétro-cæcal et caché par une fausse membrane ; c'est seulement après l'avoir disséqué dans toute l'étendue de la face postérieure du cæcum que l'appendice put être réséqué.

La bascule du cæcum est encore indispensable si l'appendice est collé contre sa face interne et remonte derrière l'embouchure de l'iléon ; dans tous ces cas, l'appendice très adhérent aux parties voisines, devra tout d'abord être sectionné au voisinage de sa base ; ce qui, comme on l'a vu, facilite énormément la libération du bout périphérique.

Il est fréquent de voir l'appendice se diriger presque transversalement en dedans, au milieu d'anses intestinales, derrière la terminaison du mésentère ; il est alors plaqué contre la symphyse sacro-iliaque droite ; il est plus rare que ce soit contre la symphyse gauche, mais cela s'est vu ; c'est au niveau de la symphyse que le doigt qui travaille dans la ventre a la sensation que c'est là où cela tient ; quand les adhérences sont si prononcées il est nécessaire d'examiner avec soin ce que l'on a détaché de la profondeur et amené au niveau de la plaie ; car on peut très bien avoir soulevé avec l'appendice et l'angle iléo-cæcal, les vaisseaux iliaques externes et surtout l'uretère ; il faudra prudemment essayer de les détacher du magma qui englobe l'appendice ; si l'on ne réussit pas, on pourra sans aucun inconvénient laisser au contact de l'uretère ou des vaisseaux une partie des adhérences ; c'est la conduite qu'a suivie tout récemment encore Jalaguier dans un cas où l'appendice enfoui au milieu d'exsudats gélatineux et transparents adhérait à l'artère iliaque primitive ; il n'a pas drainé et le malade a guéri sans incident.

On peut encore commettre cette faute d'amener l'uretère dans la plaie d'une autre façon ; il me souvient d'avoir aidé Tuffier dans une opération d'appendicectomie à froid qui fut très difficile : impossibilité absolue de mobiliser l'angle iléo-cæcal ; la fosse iliaque était remplie par une masse rougeâtre où l'on ne pouvait différencier le cæcum ; une incision fut faite sur le péritoine de la fosse iliaque en dehors du siège présumé du cæcum ; deux doigts insinués sous la séreuse le décollèrent des plans sous-jacents et permirent de soulever jusqu'au niveau de la plaie l'angle iléo-cæcal ; mais en même temps, ils avaient accroché l'uretère qui aurait parfaitement pu être coupé si l'on ne s'en était aperçu à temps.

Puisque nous parlons de l'uretère, disons qu'on peut confondre l'appendice avec lui et inversement. J'ai vu un chirurgien qui voulant faire une urétéro-néo-cystostomie s'obstinait, malgré les avis réitérés de ses aides et des autres assistants, à vouloir aboucher l'appendice dans la vessie ; Trèves, Jalaguier ont confondu les deux cordons.

Voici un cas que m'a communiqué ce dernier chirurgien : dans une opération pour appendicite à froid, il tomba sur un cordon qui ressemblait étonnamment à l'uretère ; ce cordon croisait la symphyse sacro-iliaque droite ; plus la dissection avançait, plus la ressemblance était grande ; pour en avoir la certitude, une sonde en gomme fut introduite dans la lumière dudit cordon ; elle y entra sur une longueur de 18 centimètres ; plus de doute, c'était l'uretère, la dissection fut poursuivie plus avant ; et on vit que ce faux uretère remontait derrière le côlon ascendant pour venir se plaquer contre le rein ; il y avait à son intérieur deux calculs stercoraux, un près de la base et un autre près de la pointe ; cette possibilité de confondre uretère et appendice doit être présente à l'esprit du chirurgien.

Jaboulay a pris dans un cas l'appendice, qui était énormément dilaté, pour une anse grêle. Terrillon a confondu une troupe avec l'appendice, cette dernière erreur est très facile à commettre.

Revenons au manuel opératoire proprement dit : l'appendice est fréquemment sous-cæcal ou plaqué contre la face externe du cæcum ; dans ce dernier cas, il est souvent complètement recouvert de néoformations séreuses qui l'ont extra-péritonéalisé. Jalaguier conseille de fendre ce manchon qui engaine l'appendice et une fois que ce dernier aura été enlevé il suture cette gaine en y faisant un surjet avec du catgut fin ; cette conduite, dans ce cas spécial, est du reste en rapport avec celle qu'il suit toujours ; il ne veut à aucun prix laisser dans la fosse iliaque de surface cruentée ; il tâche de tout péritoniser ; c'est pour cela qu'il enfouit le moignon appendiculaire, qu'il lie tout ce qui saigne, qu'il fait des surjets sur la surface extérieure du cæcum quand le décollement de l'épiploon par trop adhérent ou de l'appendice y a produit des érosions ; cela le dispense de drainer dans des cas où il serait obligé de le faire.

L'appendice sous-cæcal présente souvent une disposition très curieuse : il est plaqué contre l'ampoule et enroulé en spirale autour de l'extrémité du cæcum ; il y a alors très souvent une communication appendiculo-cæcale ; elle existait dans deux cas où j'ai vu cette disposition de l'appendice.

La communication se fait au niveau de la pointe, ou près de la pointe de l'appendice : là il y a soit du pus, soit un petit foyer jaune ocre caractéristique, ou des fongosités rougeâtres ; il est à remarquer que quand on opère à froid, et qu'on observe des perforations du cæcum, celles-ci sont toujours en rapport immédiat avec l'appendice ; il n'en est pas de même à chaud. Dans son article du *Traité de chirurgie*, Jalaguier rapporte un autre cas de communication appendiculo-cæcale ; l'appendice ici remontait sur la face antérieure du cæcum et communiquait avec la cavité du gros intestin près de sa pointe. Quénu a observé un cas où l'appendice toujours pré-cæcal avait déterminé au niveau de sa pointe une érosion de la tunique séro-musculaire du cæcum ; ici la muqueuse était respectée. La cure de ces perforations est facile ; elles sont, en effet, toutes petites ; il suffit d'aviver à la curette les bords de la perte de substance, de faire ensuite un premier plan de sutures comprenant toute l'épaisseur de la paroi cæcale et par-dessus un second plan de sutures de Lembert, car il n'y a aucun danger, dans ces cas, de rétrécir la lumière du cæcum. Jamais Jalaguier n'a vu de communication de l'appendice avec une anse grêle ; le cas échéant, la conduite serait la même ; il faudrait faire attention de ne pas diminuer ici la lumière de l'intestin grêle.

Il ne faut pas confondre ces perforations pathologiques avec celles qui peuvent se produire pendant les manœuvres opératoires ; celles-ci peuvent se faire en un point quelconque du tractus intestinal et sont toujours plus étendues que les perforations spontanées.

Gérard-Marchant en voulant libérer l'appendice déchira transversalement le cæcum sur une étendue de trois centim. ; une suture fut faite, et la séreuse cæcale rattachée au péritoine pariétal, ce qui nous paraît superflu. Il existe encore une troisième variété de perforations avec lesquelles le chirurgien doit compter : ce sont celles qui intéressent le cæcum et l'intestin grêle et qui sont dues à des ulcérations de la paroi intestinale, qui se font de dehors en dedans au contact d'abcès péri-appendiculaires. Il en sera question dans le deuxième chapitre.

Il faut toujours inspecter et palper le cæcum et l'intestin quand l'opération aura été laborieuse, car on pourrait laisser passer inaperçue une perforation intestinale ; peut-être est-ce une perforation intestinale qui a causé la mort d'un opéré d'Aug. Broca.

En outre, cette palpation fera découvrir des ganglions hypertrophiés et qui auraient échappé : s'ils sont peu adhérents, le doigt les enlève très facilement ; s'ils tiennent davantage, il faudra les séparer du cæcum avec une pince à griffes et des ciseaux. Ces ganglions sont dans le méso-appendice ou sur le cæcum en avant ou en arrière ; ils s'observent aussi bien dans les appendicites à froid que dans les appendicites aiguës. Walther, dans un cas d'appendicite chronique, a enlevé un gros ganglion qui a été examiné par Widal ; celui-ci y a trouvé les coli-bacilles. Jalaguier, dans le cours de ses opérations, n'avait rencontré jusqu'ici qu'un seul cas d'adénite pré-cæcale ; il en a observé, ces jours-ci, chez un enfant qui avait une hernie du cæcum et de l'appendice : à la face antérieure de l'angle iléo-cæcal se trouvait un gros ganglion pédiculé ; une ligature fut mise sur le pédicule et le ganglion enlevé.

On peut être aux prises, enfin, dans l'appendicectomie à froid, avec des difficultés d'un autre genre :

L'appendice n'est pas dans la fosse iliaque ; il est bas situé dans l'excavation pelvienne : il sera nécessaire d'agrandir par en bas l'incision verticale, et c'est surtout dans ces cas que le plan incliné sera indispensable en permettant de voir le fond de l'excavation ; l'appendice est, alors, plaqué contre la paroi latérale pelvienne et presque toujours adhérent au rectum et à la vessie. Dernièrement Jalaguier a opéré un enfant chez qui l'appendice était, pour ainsi dire, inclus dans la paroi vésicale ; la libération de cet appendice mit à nu la face externe de la muqueuse, et trois plans de suture furent faits pour cacher celle-ci et parer aux dangers d'une perforation secondaire de la vessie. Plus souvent l'appendice tient au rectum par sa pointe ; il est comme piqué debout dans le petit bassin ; quand on suit de haut en bas le cordon qui constitue l'appendice, il arrive un moment où la dureté spéciale à cet organe disparaît ; si l'on est suffisamment bien éclairé et si le malade est dans la position de Trendelenburg, on peut voir qu'en ce point l'appendice est continué par une bride cellulo-fibreuse qui relie sa pointe au rectum ; il y a eu probablement, au moment de la crise aiguë, une communication appendiculo-rectale. Nous avons pu trouver dans la littérature médicale, et nous avons observé plusieurs cas de communication appendiculo-cæcale, qui ont été découverts pendant l'opération ; jamais nous n'avons vu signalées de communications appendiculorectales. Jalaguier personnellement n'en a jamais vu dans les nombreux cas où il a trouvé l'appendice adhérent au rectum.

Dans les cas dont je parlais ci-dessus, il ne faut pas, pour libérer la pointe de l'appendice, exercer de tractions, car on s'exposerait à amener avec la pointe la bride cellulo-fibreuse qui la prolonge jusqu'au rectum et cette bride elle-même s'implante sur un point de la paroi rectale qui est toujours friable, d'où possibilité d'une déchirure du rectum; enfin, très souvent, quand l'appendice est pelvien et seulement adhérent par sa pointe, on croit que l'opération va être rapide, car l'angle iléo-cæcal est mobile et, dès lors, rien ne fait prévoir de difficultés. Or, dans ces cas, l'opération est toujours délicate et laborieuse, à cause de la difficulté de détacher la pointe de l'appendice : c'est surtout là que le plan incliné a paru indispensable à Jalaguier. Roux, dans un cas où l'appendice pelvien adhérait fortement au rectum, eut une hémorrhagie assez sérieuse après l'avoir libéré ; il est probable qui s'il avait eu un plan incliné, il aurait pu l'arrêter plus facilement. (Obs. 53. *Revue méd. de la Suisse romande*, 1890.)

Chez la femme l'appendice adhère très souvent à la trompe; à l'ovaire ; plus rarement, au ligament large et à la corne utérine correspondante; l'incision latérale permet d'enlever, outre l'appendice, les annexes droites.

Quand l'appendice est sous-hépatique, le plan incliné serait ici déplorable: c'est le seul cas où il ne faut pas l'employer et où il faut recourir au décubitus horizontal; pour atteindre l'appendice il suffira d'agrandir par en haut l'incision verticale; c'est encore un des avantages de cette incision de permettre d'explorer à volonté l'excavation et la région sous-hépatique. Cette situation sous-hépatique de l'appendice présente deux variétés : tantôt cæcum et appendice sont sous le foie ; le cæcum n'a pas affectué sa descente habituelle dans la fosse iliaque, le côlon ascendant n'existe pas, l'appendice simule une cholécystite, il n'y a presque rien dans la fosse iliaque ; tantôt, au contraire, l'appendice très long est seulement sous-hépatique par sa pointe ; le cæcum est dans la fosse iliaque ; mais il a fait la culbute ; l'ampoule est en l'air et l'appendice remonte le plus souvent en dehors du côlon ascendant, parfois en dedans ; dans cette deuxième variété, il y a à la fois des symptômes iliaques et sous-hépatiques. — Il est impossible de diagnostiquer ces deux situations différentes du cæcum et de l'appendice, l'incision faite au lieu ordinaire sera insuffisante, elle devra être prolongée par en haut ; ces cas sont difficiles à opérer ; les anses de l'intestin grêle gênent fort l'opérateur ; elles sont difficiles à écarter, le bord inférieur du foie se rabat sur le champ opératoire ; quand il y a des abcès, ils sont entre le foie et le rein et il est, comme toujours, très difficile de dire exactement s'ils sont intra ou extra-péritonéaux. J'ai aidé Jalaguier à opérer un cas de cette variété à froid ; il s'agissait d'un jeune garçon ; sa fosse iliaque ne contenait absolument que de l'intestin grêle ; le cæcum était sous le foie et bien qu'on eût attendu suffisamment pour l'opérer complètement à froid, il y avait cependant un abcès collé contre le rein ; ce cas est rapporté dans le *Traité de chirurgie* de Duplay et Reclus.

Jalaguier s'est trouvé plusieurs fois aux prises avec des difficultés d'un autre genre ; dans ces cas, l'incision habituelle le fit tomber, une fois le péritoine ouvert, sur du gros intestin; il crut que c'était le cæcum, et tira légèrement, pensant que bientôt allait apparaître l'angle iléo-cæcal; peu à peu, les trois bandelettes de fibres longitudinales disparurent, prirent une disposition rayonnée; c'était l'S iliaque; il avait fait fausse route; il dut agrandir par en haut l'incision et tomba alors sur le cæcum et l'appendice qui étaient logés dans l'hypochondre droit.

Dans tous ces cas le cæcum et l'appendice étaient sous-hépatiques; le côlon ascendant se dirigeait de haut en bas vers la fosse iliaque droite; il était donc, en réalité, descendant et se continuait avec le côlon transverse qui ocupait une situation déclive; en tirant sur la partie du gros intestin qui était dans la fosse iliaque on amenait successivement le côlon transverse, le côlon descendant et l'S iliaque.

Potherat a trouvé plusieurs fois également une autre disposition; le cæcum était remonté; son extrémité inférieure ne dépassait pas la crête iliaque; devant le cæcum, se trouvait une anse présentant les caractères du gros intestin et qui était rattachée à la paroi abdominale postérieure par un long méso; c'était le côlon ascendant qui était coudé à angle aigu devant le cæcum; il y avait une véritable ptose de cette partie du gros intestin et pour trouver l'apprendice et l'angle iléo-cæcal, il dut remonter le côlon ascendant ou le refouler latéralement; ces cas diffèrent de ceux de Jalaguier; dans ceux-ci, l'ampoule cæcale était sous-hépatique et regardait en haut; cæcum et côlon ascendant se continuaient à plein canal; le seul point commun entre ces deux séries de faits est que le côlon ascendant était dirigé de haut en bas.

Quand on opère à froid après une crise aiguë, l'appen-

dice est presque toujours plus gros qu'en l'état normal ;
dans certaines appendicites chroniques d'emblée, au contraire, il a conservé sa longueur habituelle, mais est réduit
à l'état d'un mince filament ; ces appendices sont presque
toujours oblitérés et ne jouent probablement pas un grand
rôle chez les malades qui en sont porteurs ; en effet, ils
coïncident presque toujours avec des épiploons adhérents,
et des brides inflammatoires péri-cæcales ; il faut néanmoins enlever ces appendices.

Quand il y a eu un abcès péri-appendiculaire, l'appendice peut disparaître en totalité ou en partie. Trèves en
a signalé plusieurs cas. L'opération à froid fait voir alors
un moignon fibreux de deux ou trois centimètres de long
et on comprend qu'il puisse passer inaperçu. Ce moignon,
qui est le plus souvent oblitéré et par suite peu dangereux,
devra quand même être enlevé ; parfois, malgré les plus
minutieuses recherches on ne trouve rien qui puisse res-
sembler à l'appendice ; on ne devra dire que l'appendice
a disparu que si on a vu le point de convergence des trois
bandelettes cæcales et si à ce niveau il n'y a rien qui rap-
pelle de loin ou de près un appendice.

Il ne faut pas trop s'acharner à sa recherche ; certes
l'ablation de l'appendice est le but de l'opération, mais du
fait même que l'on a recherché l'appendice, on a rendu
service au malade ; toujours dans ces cas il y a des adhérences péri-cæcales qui immobilisent le cæcum et sont la
cause de douleurs et parfois d'obstruction intestinale ; le
libre jeu du cæcum et du côlon ascendant est en effet nécessaire à leur bon fonctionnement. Routier a opéré cette
année aux Frères-St-Jean-de-Dieu un jeune homme qui

avait eu plusieurs crises d'appendicite ; son appendice était long de 2 centimètres et n'était pour rien dans la genèse des accidents douloureux dont se plaignait ce malade ; une exploration minutieuse de la fosse iliaque fit voir que le cæcum était rattaché à la paroi pelvienne par une épaisse bride fibreuse qui fut rompue ; depuis le malade n'a jamais souffert, le moignon d'appendice fut enlevé.

Cette destruction des adhérences est utile à un autre point de vue : Riese, au 28ᵉ congrès de chirurgie allemand, a signalé des pyélites consécutives à la compression de l'uretère par des brides fibreuses péri-appendiculaires.

Quand on intervient à froid pour une appendicite suppurée qui s'est ouverte dans l'intestin, le manuel opératoire ne présente rien de particulier ; en effet, après cette évacuation il peut se produire deux choses : les accidents aigus disparaissent, la perforation intestinale s'oblitère spontanément et quand on opérera à froid on n'aura pas à s'en occuper, ou bien, au contraire, l'ouverture dans l'intestin est suivie d'une aggravation de l'état général et des symptômes locaux, alors on intervient à chaud.

Dans tous les cas qu'ont opérés Jalaguier et Routier, ils ont toujours trouvé et enlevé l'appendice ; mais il y a de nombreux exemples dans la littérature médicale où l'appendice a été laissé dans le ventre.

Delorme en a publié un cas à la Société de chirurgie ; l'intervention fut très laborieuse et il prit pour l'appendice un nodule fibreux qui se trouvait à l'endroit où l'artère iléo-colique donne ses branches appendiculaires et cæcales ; ce nodule fut arraché et il en résulta une hémorrhagie très sérieuse ; le malade mourut de shock ; à l'autopsie même, on eut les plus grandes difficultés à reconnaître l'appendice. Broca a également perdu un opéré à froid ; ce cas a été rapporté plus haut, Schwartz a eu aussi un cas de mort dû à une appendicectomie à froid : l'opérée, le soir même, eut des vomissements de sang, un état syncopal et mourut.

Schwartz, Quénu ont rapporté à la Société de chirurgie des cas où il n'ont pu trouver l'appendice, englobé qu'il était dans une masse inflammatoire qui était collée aux parois de la fosse iliaque ; ils n'ont pas mis autant d'insistance que Delorme à vouloir enlever l'appendice ; ils ont drainé largement avec de la gaze iodoformée et leurs malades ont guéri il est remarquable en effet de voir comme le drainage réussit à faire disparaître ces exsudats qu'on voit chez certains malades atteints de plusieurs crises d'appendicite.

Poncet et Jaboulay, dans un article de la *Revue de chirurgie* de 1892, rapportent plusieurs cas qu'ils désignent sous le nom d'appendicite avec phlegmon chronique ; dans ces cas on tombe sur des organes fusionnés entre eux sous forme d'une masse dure, rougeâtre et qui saigne à la moindre tentative pour la détacher de la fosse iliaque ; il est alors plus sage de drainer et de ne pas insister ; on s'exposerait en effet à déchirer l'intestin grêle ou le cæcum, et les sutures intestinales dans ces cas sont difficiles et inutiles.

Poncet et Jaboulay se sont contentés de mettre de la gaze iodoformée au contact du foyer et l'ont vu peu à peu « s'assouplir et se résorber ».

C'est encore la sage pratique qu'il faut suivre quand on se trouve en présence d'appendicite à forme néoplasique dont Leguen et Beaussenat rapportent des exemples dans la *Revue de gynécologie* ; dans ces cas la recherche de l'appendice serait du temps perdu, et le drainage s'impose d'autant plus qu'il y a dans ces cas presque toujours un abcès au centre de la masse pseudo-néoplasique.

Dans quels cas faut-il drainer ?

Jalaguier ne draine que s'il s'est trouvé en présence d'abcès incomplètement résorbés ou de fongosités rougeâtres ; dans ces cas il enlève les fongosités à la curette et touche avec une éponge imbibée de sublimé les parois de l'abcès ; quand il tombe sur ces foyers jaune ocre qui sont les reliquats d'abcès, jamais il ne draine et n'a observé le moindre accident.

Tantôt le drain, qui est en général de la grosseur d'un petit doigt, correspond à l'extrémité inférieure de l'incision, tantôt à sa partie médiane, soit même à son extrémité supérieur. Outre le drain qui doit être mis au contact même du point suspect, Jalaguier a l'habitude d'entourer ce point d'une mèche de gaze qui l'isole complètement de la cavité abdominale ; ce drain et cette mèche sont laissés cinq jours en place sans y toucher ; il a remarqué en effet qu'au bout de ce laps de temps les mèches sont beaucoup moins adhérentes aux tissus environnants que si on les enlève plus tôt ; dans ces cas, en effet, leur ablation, contrairement à ce qui arrive plus tôt, n'est pas douloureuse ; la plaie après l'ablation des mèches est recouverte d'un pansement adhésif au stérésol une fois les crins de Florence sectionnés ; quand mon maître Jalaguier se décide à drainer, il s'arrange de façon à ne laisser que juste le passage du drain et de la mèche à travers le péritoine pariétal, pour cela il met une pince de Chaput sur les lèvres du péritoine pariétal, immédiatement au-dessus ou au-dessous du drain, cela dépend du point où il est placé ; si le drain correspond à l'extrémité supérieure de l'incision, la pince sera au-dessous de lui ; s'il est en bas ce sera l'inverse.

Voici comment procède mon maître Routier ; nous avons déjà dit qu'il ne fait jamais que des sutures à un plan ; il introduit le drain et noue le crin de Florence supérieur, passé en double ; le crin inférieur sera noué plus tard, lors de l'ablation du drain et de la mèche.

On conçoit que dans ces cas où le drainage est réduit au minimum, cela n'a aucune importance pour la solidité de la paroi ; jamais il n'y a eu d'éventration après un drainage aussi réduit ; c'est justement parce que ce drainage ne présente aucun inconvénient qu'il faut le faire chaque fois qu'on hésite, car il donne une sécurité absolue au chirurgien. Nous avons déjà dit plus haut qu'il s'imposait dans les appendicites pseudo-néoplasiques et les appendicites avec phlegmon chronique ; il en sera de même quand il y aura après libération du cæcum une surface saignante dans toute la fosse illiaque ; et qu'il aura été impossible de la recouvrir de péritoine.

CHAPITRE II

Du manuel opératoire dans les Appendicites suppurées.

Les appendicites suppurées ont donné lieu à de nombreuses discussions entre les chirurgiens ; la cause de ces discussions a été surtout la crainte de l'infection opératoire du péritoine. Le pus existe anatomiquement au bout de 24 ou 36 heures, toujours, d'après Roux, au bout de 48 heures ; mais il ne devient cliniquement appréciable que ver le 5e ou 6e jour ; il est alors nettement collecté.

Les abcès d'origine appendiculaire sont, ou bien iliaques, et siègent alors à droite, très rarement à gauche, à l'état isolé surtout, ou bien pelviens ; ils coïncident presque toujours avec un foyer iliaque ; nous réservons avec notre maître Jalaguier le terme d'appendicite pelvienne, aux seuls cas de foyer isolé pelvien, développé autour de l'appendice situé dans le bassin.

Enfin, ces abcès peuvent être sous-ombilicaux et siéger alors dans la cavité de Retzius ou bien au milieu des anses intestinales, sans aucun point de contact avec la paroi, pendant une partie de leur évolution du moins ; ces derniers correspondent aux abcès méso-cœliaques de Gerster ; ce sont les plus embarrassants pour le chirurgien ; ils ne sont pas toujours sous-ombilicaux, et se développent parfois à droite de l'ombilic.

Les abcès iliaques présentent eux-mêmes trois variétés : ils peuvent être ilio-inguinaux ; le terme de pré-cæcal sous lequel on les désigne est impropre, car le pus est surtout en dehors du cæcum ; ils sont limités en dedans par les adhérences du cæcum, de l'épiploon et de l'intestin grêle au péritoine pariétal ; en avant par la paroi, en arrière par la fosse iliaque.

L'abcès peut être sous-cæcal et alors tout près du détroit supérieur ; enfin il peut être en dedans du cæcum au milieu des anses grêles dans l'angle iléo-cæcal ; il se rapproche alors beaucoup des abcès méso-cœliaques ; souvent l'abcès est rétro-cæcal.

Il n'y a pas de rapport étroit entre la situation de l'appendice et celle de l'abcès ; mais dans cette dernière variété, il est presque toujours rétro-cæcal ; les abcès rétro-cæcaux ont une tendence fâcheuse à envoyer un prolongement vers le foie, qui remonte derrière le côlon ascendant ; ils ont souvent un prolongement pelvien ; le foyer rétro-colique peut être séparé du foyer rétro-cæcal par des fausses membranes, mais le plus souvent ces deux abcès ne font qu'un.

Il est fréquent d'observer des abcès multiples dans l'appendicite ; mentionnons la coïncidence d'un abcès pelvien ou méso-cœliaque avec un abcès iliaque. Nélaton a bien étudié ces appendicites suppurées à foyers multiples ; Monod, Kirmisson, Peyrot, Routier, etc., en ont rapporté de nombreux exemples à la Société de chirurgie.

Tous ces abcès sont le plus souvent intra-péritonéaux ; ils présentent en général une fétidité spéciale, d'autant plus grande que le foyer est plus près de l'appendice ; le foyer péri-appendiculaire renferme fréquemment des matières intestinales ; on peut rencontrer aussi des abcès extra-péritonéaux dus à des infections lymphatiques, et très rarement à la situation rétro-péritonéale du cæcum ou de l'appendice. Piard a fort bien étudié tous ces abcès dans sa thèse.

Nous ne nous occuperons pas ici de la péritonite purulente progressive à foyers multiples de Sonnenburg, qui n'est en somme qu'une péritonite généralisée.

La position horizontale convient à la majorité des appendicites suppurées. Routier n'est partisan en aucun cas de plan incliné, pas plus du reste que pour les appendicites à froid. Jalaguier préférerait mettre les malades horizontalement, s'il était obligé d'intervenir.

Avant d'opérer, il faudra, sous chloroforme, palper et percuter de nouveau l'abdomen ; le toucher rectal devra avoir été fait par quelqu'un de compétent, Jalaguier, Tuffier recommandent de le faire systématiquement dans tous les cas ; le chirurgien verra ainsi à quel abcès il a affaire : pelvien, iliaque, sous-ombilical, pour parler des variétés les plus fréquentes.

Peut-on pousser plus loin le diagnostic, et différencier un abcès rétro-cæcal d'un abcès ilio-inguinal ? En général oui ; le plastron est pathognomonique ; d'un abcès ilio-inguinal ; il n'existe dans les abcès rétro-cæcaux que tardivement, alors que le cæcum participant à l'inflammation vient contracter secondairement les adhérences avec la paroi ; il faut aussi percuter la fosse iliaque ; il est vrai qu'une anse intestinale adhérente à la paroi peut faire croire que le péritoine est libre, et que par suite il y a un abcès rétro ou sous-cæcal, alors qu'en réalité on a affaire à un abcès ilio-inguinal; souvent Jalaguier a senti devant le foyer iliaque la présence d'une corde qui n'était autre que le côlon. Dans les cas qu'il a observés le pus était extra-péritonéal. Dans ces cas le pus est tout d'abord intra-péritonéal; ce n'est que plus tard qu'il devient extra-péritonéal à mesure qu'il augmente de volume.

Ce diagnostic pré-opératoire est très important; car quand l'abcès est sous ou rétro-cæcal, ou enfoui au milieu d'anses intestinales et alors méso-cœliaque (ou encore « ballottant » comme disent Poncet et Jaboulay en parlant des abcès non adhérents à la paroi), on peut craindre d'infecter le péritoine au moment de leur ouverture : c'est du moins l'avis de beaucoup de chirurgiens; aussi leur grande préoccupation a été d'éviter cette infection opératoire, et c'est pour cela qu'ils conseillent l'incision de Roux.

Roux fait une incision oblique à un centimètre et demi devant l'épine iliaque, moitié au-dessus, moitié au-dessous; cette moitié inférieure est parallèle à la moitié externe de l'arcade fémorale; cette incision tombe en dehors du cæcum adhérent, au cas où l'abcès est ilio-inguinal, c'est-à-dire en plein dans le foyer; si l'abcès est rétro-cæcal, comme il déborde toujours en dehors le cæcum, elle y mène encore directement. Au cours de l'incision de la paroi on peut déjà prévoir à quelle variété d'abcès on va avoir affaire; une peau et un tissu cellulaire qui saignent beaucoup indiquent un abcès iliaque, mais ne permettent pas de faire une localisation plus précise; si les muscles et le tissu cellulaire sous-péritonéal sont œdématiés, si le péritoine est épaissi, cela indique que ce dernier a contracté des adhérences avec le cæcum et l'intestin grêle ou l'épiploon et qu'il y a un abcès ilio-inguinal ; c'est alors qu'il est parfois difficile de dire si oui ou non on est arrivé sur le péritoine.

Si au contraire, à mesure qu'on incise les différentes couches de la paroi, celles-ci se montrent sous leur aspect presque normal, il est fort probable que l'abcès est rétro ou sous-cæcal, ou encore qu'il ne siège pas dans la fosse iliaque droite ; cela sera certain si, quand on est tombé sur le péritoine, on voit les anses intestinales bouger à chaque inspiration ; nous avons vu il est vrai cette mobilité des anses intestinales dans des péritonites généralisées.

Supposons que les différents plans de la paroi soient enflammés, on aura alors affaire à ce que Poncet et Jaboulay appellent un abcès fixé, il sera le plus souvent ilio-inguinal ; un abcès rétro ou sous-cæcal abandonné à lui-même pourrait, en effet, devenir également adhérent à la paroi. L'ouverture du péritoine devra être faite prudemment. Broca conseille d'ouvrir la séreuse avec la sonde cannelée ; dès que cette ouverture est faite, le pus se montre et on agrandit l'incision au bistouri ou aux ciseaux en coupant sur l'index et le médius accolés l'un à l'autre.

Roux fait une petite incision à l'angle supéro-externe de la plaie ; il introduit l'index, le glisse entre le cæcum et la paroi abdominale ; si le pus n'apparaît pas, il décolle le cæcum en l'abordant par en dehors ; et, s'il y a un abcès rétro-cæcal, ce dernier est ouvert.

Les précautions que l'on prend pour ouvrir le péritoine ne sont pas exagérées ; en effet, le cæcum est adhérent à la paroi sur une étendue plus ou moins grande ; il est arrivé à plusieurs chirurgiens et non des moins habiles, de le blesser d'un coup de bistouri ; il est vrai qu'on peut le suturer, cela n'est pas commode ; ceux qui ont eu à suturer des perforations sur un intestin enflammé et friable le savent malheureusement trop bien.

C'est un argument qu'invoquent contre l'incision sur le bord du droit les chirurgiens qui préfèrent l'incision oblique : s'il est arrivé, disent-ils, à des chirurgiens réputés d'ouvrir le cæcum avec l'incision de Roux, cela devra être encore plus fréquent avec l'incision verticale, puisque l'on tombe ainsi en plein sur le cæcum adhérent. Je n'ai jamais vu mon maître Routier, qui passe systématiquement « à chaud » par la gaine du droit, ouvrir l'intestin ; s'il le rencontre dans son incision, il le décolle. Beaucoup de chirurgiens se contentent de cette simple ouverture ; ils ne recherchent pas l'appendice de peur de rompre les adhérences qui protègent la cavité péritonéale, recherche inutile, prétendent-ils, car dans ces cas, très souvent l'appendice est gangrené et destiné à s'éliminer les jours suivants ou à s'atrophier. Olivier, dans une thèse de Lyon, rapporte une série heureuse d'abcès appendiculaires traités par la simple incision et qui ont guéri. Reclus dit que dans les deux tiers des cas il n'a pas enlevé l'appendice et ses malades ont également guéri et définitivement.

Ils drainent largement ; et comme cela arrive souvent, s'il y a d'autres abcès, en mettant une mèche au siège présumé de ces abcès, ils espèrent que le pus suivra la voie qui lui est tracée. Les jours suivants, en effet, le pus devient abondant, un abcès s'est ouvert secondairement ; le fait se produit en général au bout de 4 ou 5 jours. J'ai vu plusieurs cas d'ouvertures secondaires d'abcès qui avaient été respectés volontairement lors de l'intervention. Ce drainage d'appel serait surtout indiqué s'il y a un abcès pelvien ou méso-cœliaque coïncidant avec un abcès ilio-inguinal ; en faveur de cette pratique, citons le cas que Jalaguier et Monod ont rapporté à la Société de chirurgie ; il s'agissait de la fille d'un médecin qui avait 40° de température et les symptômes d'appendicite ; à l'ouverture de la fosse iliaque, rien d'anormal, ils crurent s'être trompés et firent cependant un large drainage avec de la gaze ; le soir même la température tombait, et les jours suivants le pansement était plein de pus, il fut impossible de savoir où était l'abcès. Jalaguier, dans un autre cas, tomba dans la fosse iliaque sur une tumeur grosse comme les deux poings qui simulait un néoplasme ; il put libérer l'épiploon, mais il fut impossible de décoller le cæcum ; un drain et une mèche furent mis dans le foyer ; le 6e jour il y avait du pus dans le pansement. Guérison complète.

Ce fait et bien d'autres paraissent donner tort aux chirurgiens qui recherchent systématiquement les abcès ; voici un fait qui paraît leur donner raison : Reclus fait une incision iliaque et ouvre un abcès péri-appendiculaire, il draine ; tout va bien pendant quelque temps, puis il eut à rouvrir la partie cicatrisée de la plaie et avec le doigt il constata qu'il y avait un abcès qui se dirigeait du côté de la région lombaire droite, et qu'il incisa en faisant une contre-ouverture ; dans ce cas le pus d'après les chirurgiens qui soutiennent la grande efficacité du drain d'appel aurait dû se diriger vers la région inguinale au lieu de monter en haut du côté des reins.

Il peut se faire que tous les plans de la paroi paraissent normaux ; que faire dans ce cas ? Certains chirurgiens recom-

— 55 —

mandent d'ouvrir quand même le péritoine et d'explorer alors très prudemment la fosse iliaque ; le doigt peut trouver un abcès limité sous-cæcal ou rétro-cæcal et débordant alors le cæcum en dehors. Quénu a adopté la technique suivante : après avoir protégé avec beaucoup de soin les anses intestinales, il décolle bien prudemment le cæcum et éponge immédiatement le pus à mesure qu'il paraît. Si au contraire l'abcès lui paraît volumineux, il conseille de suturer le péritoine cæcal à la lèvre interne du péritoine pariétal pour bien protéger la cavité péritonéale ; cette suture a pour but de réaliser artificiellement les adhérences qui existent d'une façon constante dans les abcès ilio-inguinaux ; il se garde bien d'ouvrir l'abcès, mais il met en contact avec lui une mèche de gaze ; il ne recherche pas l'appendice : l'abcès s'ouvre en général dans les 4 ou 5 jours qui suivent ; cette méthode mettrait à l'abri de l'inondation péritonéale qui peut se produire lors de l'ouverture en un temps d'un gros abcès, car le chirurgien qui ouvre d'emblée les abcès rétro- ou sous-cæcaux volumineux, ne serait pas toujours maître de diriger le pus où il le veut. Duret suit une conduit analogue (*Congrès français de chirurgie*, 1897) ; en outre, aux extrémités du surjet cæcal, il place deux petites mèches de gaze pour mieux protéger le péritoine.

Le drainage d'appel n'est pas toujours aussi efficace que le prétendent ses partisans ; nous avons rapporté plus haut le cas de Reclus. Brault, dans le *Lyon médical* de 1898, cite deux observations d'abcès rétro-cæcaux qu'il a ainsi drainés par voie transpéritonéale ; il dut les ouvrir secondairement. Dans le premier cas, au bout de 48 heures les adhérences étaient insuffisantes, l'abcès fut seulement ouvert trois jours plus tard; dans le deuxième cas, le 1ᵉʳ pansement fut fait au bout de quatre jours, l'incision secondaire de l'abcès quatre jours après ; dans ces cas l'opéré est resté cinq jours dans l'un, huit jours dans l'autre sans bénéficier aucunement de l'intervention, puisqu'il avait toujours son abcès; quand les adhérences sont produites, l'ouverture secondaire de ces abcès est plus difficile que leur incision d'emblée.

Il ne fut pas plus heureux dans un cas où il avait décollé le péritoine, pour ouvrir un abcès rétro-cæcal qui simulait un phlegmon périnéphritique, ce ne fut qu'au bout de dix jours que le drainage devint efficace; il sortit un demi-litre de pus.

D'autres chirurgiens ouvrent bien, comme Quénu, le péritoine, mais après s'être rendu compte que l'abcès est rétro-cæcal, ils abandonnent la voie transpéritonéale pour suivre la voie sous-péritonéale ; les uns, comme Tuffier, décollent le péritoine pariétal successivement de la paroi abdominale, puis de la fosse iliaque et ouvrent ainsi l'abcès rétro-cæcal. D'autres, comme Chaput, décollent le péritoine à partir de l'angle inférieur de la plaie et, arrivés sur la fosse iliaque, poursuivent ce décollement de bas en haut ; on n'aurait encore ainsi aucune chance d'infecter la séreuse. Ils suivent la voie sous-péritonéale secondairement, d'autres la suivent d'emblée ; dès que l'incision de la paroi abdominale leur a permis de se rendre compte de l'intégrité du péritoine pariétal et de la présence probable d'un abcès rétro-cæcal, ils décollent le péritoine pour ouvrir l'abcès, ils préfèrent cette méthode à la voie sous-péritonéale secondaire ; car alors le pus qui vient au niveau de la plaie n'a aucune chance de pénétrer dans l'abdomen si le feuillet pariétal a été respecté. Jalaguier suit volontiers la voie sous-péritonéale, quand au cours de l'intervention il a de bonnes raisons pour penser qu'il n'y a rien dans la fosse iliaque. S'il ne trouve pas de pus après le décollement du péritoine, il incise ce dernier. Pour nous, la voie sous-péritonéale primitive ou secondaire ne convient que dans les cas où le pus d'un abcès rétro-cæcal est venu s'infiltrer entre les muscles et la paroi et a émigré de la région lombo-iliaque vers le flanc. En dehors de ces cas, elle n'a que des inconvénients.

En effet, la méthode qui consiste à atteindre les abcès rétro-cæcaux, sans ouverture du péritoine, est très dangereuse ; on peut rompre la poche dans le ventre, en procédant au décollement du péritoine, qui devient de plus en plus difficile à mesure qu'on approche de l'abcès ; et l'inondation péritonéale que l'on redoutait tant par l'ouverture directe sera produite ; si la voie sous-péritonéale a été suivie d'emblée sans incision préalable du péritoine, cet accident passera inaperçu. Il en sera de même si le péritoine a été incisé, mais suturé aussitôt après ; Goinard (in *Lyon médical*, 1898) dans un cas d'abcès rétro-cæcal, après avoir vu que la fosse iliaque était libre, sutura le péritoine et procéda alors à l'ouverture de l'abcès par décollement du feuillet pariétal ; il y réussit, mais s'aperçut, fort heureusement pour le malade, que le pus filtrait de dedans en dehors à travers la suture, celle-ci fut défaite et il put parfaitement se rendre compte que les pressions qu'il avait faites à la surface extérieure de la poche l'avaient rompue dans le ventre. Ces abcès rétro-cæcaux, comme du reste la plupart des abcès d'origine appendiculaire, sont presque toujours intra-péritonéaux; et il n'est pas rationnel de les ouvrir par la voie sous-péritonéale, qui ne conviendrait, à la rigueur, que dans les abcès extra-péritonéaux ; mais il est impossible le plus souvent de faire le diagnostic entre les uns et les autres.

Les chirurgiens qui suivent la voie sous-péritonéale d'emblée lui reconnaissent un avantage précieux : au au moment où le pus fait son apparition, il est forcé de venir au niveau de la plaie ; tandis que, au contraire, si le péritoine a été incisé tout d'abord avant d'être décollé et non suturé, le pus peut pénétrer dans l'abdomen à travers l'ouverture de la séreuse ; cet accident, selon nous, ne peut arriver qu'à un chirurgien inattentif, et le vrai danger n'est pas là mais bien dans la rupture de la poche ; et la voie sous-péritonéale d'emblée nous paraît la plus dangereuse.

La voie transpéritonéale d'emblée est beaucoup plus sûre, même si l'abcès est volumineux ; seul le péritoine de la fosse iliaque sera infecté au moment de l'ouverture de l'abcès, mais le chirurgien le voit et peut y remédier ; et si malgré les compresses et les éponges qui protègent en dedans l'intestin, le pus venait au contact de celui-ci, il serait épongé rapidement, et nous doutons fort que du pus qui serait laissé aussi peu de temps sur l'intestin suffise pour produire une péritonite.

De plus, par la voie sous-péritonéale on fera forcément une opération très incomplète ; ce ne sera que très rarement que l'appendice pourra être réséqué ; Jalaguier prétend même que cette résection est impossible ; l'épiploon, qui très souvent est le siège d'abcès, sera abandonné et laissé adhérent au cæcum et à l'intestin ou à la paroi, ce qui peut être une source d'ennuis ultérieurement. De même les perforations de la face postérieure du cæcum pourront seules être vues ou senties avec le doigt, et vu lap rofondeur à laquelle on opère, elles pourront être suturées très difficilement ; du reste, ces sutures faites en tissu malade sont presque fatalement destinées à lâcher; celles qui intéressent la face antérieure du cæcum et l'intestin ne seront pas soupçonnées. En outre s'il y a, comme cela arrive souvent, du liquide séreux analogue à celui qu'on voit autour des collections purulentes d'origine génitale chez la femme, on le laisse dans le ventre ; il est vrai que dans un cas où Quénu l'a fait examiner il fut trouvé stérile, mais il est préférable de l'évacuer; ce liquide séreux pourrait parfaitement devenir purulent, et comme on le rencontre d'une façon presque constante autour des abcès enkystés, il pourrait, en cas de rupture de la poche, jouer, selon Roux, un grand rôle dans la généralisation rapide de la péritonite.

Enfin par la voie sous-péritonéale on ne peut ouvrir qu'un abcès ; en cas de foyers multiples le malade ne retirera pas un grand bénéfice de l'opération, il est vrai que le toucher rectal peut avoir fait reconnaître un abcès pelvien et que celui-ci à la rigueur peut être abordé en prolongeant le décollement du péritoine en bas du côté du détroit supérieur ; mais la chance de rompre une des deux poches dans le ventre est plus grande ; nous conseillons donc la voie transpéritonéale pour aborder les abcès rétro-cæcaux qui devront être ouverts immédiatement. Il en sera de même pour les abcès sous-cæcaux ; à propos de ces derniers, personne n'a jamais songé à proposer la voie sous-péritonéale ; on a seulement discuté pour savoir s'il fallait les inciser immédiatement après l'ouverture du ventre ou plus tard.

Nous ne sommes pas non plus partisan des procédés de Grinda et de Poirier qui seraient surtout applicables aux abcès rétro-cæcaux.

Poirier a décrit son procédé qu'il appelle « a posteriori » dans les *Bulletins de la Société de chirurgie* de 1899 ; il suit la voie sous-péritonéale ; Chaput prétend avoir décrit ce procédé avant lui dans le *Journal des praticiens*. Quoi qu'il en soit, ce procédé n'a pas été bien accueilli à la Société de chirurgie. Voici ce qu'en dit Ricard : « C'est un procédé utile, notamment dans les cas d'induration diffuse de la fosse iliaque et d'empâtement. C'est une ressource opératoire précieuse, mais ce ne saurait être qu'un procédé d'exception. »

Poirier « fait une incision parallèle à la moitié interne de l'arcade et étend son incision à 4 centimètres au-dessus de l'épine iliaque supérieure ; cette incision est faite à 3 centimètres au-dessus des vaisseaux circonflexes iliaques que l'on reconnaît ordinairement au cours de l'opération. Lorsque, dit-il, je suis arrivé derrière le transverse, je cesse d'aller devant moi, je creuse avec mon doigt et la sonde cannelée pour décoller le péritoine iliaque, comme si j'allais à la recherche des vaisseaux iliaques internes. J'aborde ainsi l'appendice ou la région appendiculaire par sa face postérieure ; dès lors c'est en procédant d'arrière en avant, avec le doigt ou la sonde cannelée, que je dissocie la tumeur appendiculaire, ouvrant les abcès s'il y en a, détachant les adhérences s'il s'agit d'appendicite plastique ; ce procédé présente a posteriori un double avantage :

1° Il conduit sûrement à l'appendice ;

2° Plus que tout autre il ménage la grande cavité péritonéale ; il est surtout précieux dans l'opération à froid quand l'appendice est petit ; car si petit qu'il soit, on le trouve toujours en palpant la région entre deux doigts introduits dans la plaie et la main gauche qui déprime la paroi, c'est la palpation bimanuelle de l'appendice. »

Grinda, de Nice, a préconisé au congrès de Moscou la méthode suivante : faire une incision qui suit le bord externe de la masse sacro-lombaire et s'incurve dans la partie inférieure pour se prolonger parallèlement et à un travers de doigt au-dessus de la crête iliaque jusqu'à trois centim. environ de l'épine iliaque antéro-supérieure ; elle lui paraît surtout indiquée dans les cas où on croit à un abcès rétro-cæcal ; il me semble que l'incision de Roux suffisamment prolongée en arrière rendrait les mêmes services.

En outre, d'après son auteur, « cette incision est applicable aux autres variétés d'abcès, grâce à son prolongement antérieur dans la fosse iliaque ; de plus, elle expose moins aux éventrations que l'incision de Roux et assurerait mieux le drainage puisqu'elle est en un point déclive ».

Nous n'avons jamais vu faire cette incision ; et elle ne doit être appliquée, selon nous, qu'aux abcès à symptômes exclusivement lombaires ; et dans ces cas l'incision de la néphrotomie suffit à la bonne évacuation du foyer et parfois permet d'enlever l'appendice ; c'est une des rares formes d'abcès que Routier n'attaque pas par la voie habituelle. Jalaguier, en faisant l'incision de la néphrotomie, a ouvert ainsi plusieurs abcès lombaires d'origine appendiculaire ; dans un cas il réséqua la huitième côte pour aborder un abcès sus-hépatique ; les incisions postérieures doivent donc être réservées à des cas tout à fait exceptionnels.

Les remarques faites à propos des abcès rétro-cæcaux et sous-cæcaux s'appliquent également aux abcès enkystés au milieu des anses grêles, et que Poncet et Jaboulay appellent abcès ballotants, pour bien montrer qu'ils ne sont pas fixés à la paroi.

La pratique de Sonnenburg, qui incise à leur niveau jusqu'au péritoine exclusivement et bourre la plaie de gaze iodoformée, est d'un autre âge ; il espère ainsi faire un appel pressant au pus ; il la conseille encore pour ouvrir les abcès rétro-cæcaux ; elle est ici dangereuse, le cæcum étant devant l'abcès ; ces abcès, au milieu des anses grêles enkystées, sont tantôt situés entre l'épine iliaque droite et l'ombilic, tantôt au contraire sous-ombilicaux ; ils dépassent alors dans ce cas la ligne blanche, empiétant un peu vers la gauche ; mais jamais ils ne sont symétriques comme les abcès d'origine appendiculaire, qui siègent dans la cavité de Retzius et sont extra-péritonéaux.

Autour de ces abcès dans le péritoine il y a fréquemment du liquide séreux. Quénu conseille d'inciser la paroi abdominale, y compris le péritoine, ce que ne fait pas Sonnenburg, et de mettre sur l'abcès une ou plusieurs mèches de gaze iodoformée. Ce drainage d'appel réussit, en effet, si l'abcès est superficiel et caché seulement par une ou deux anses grêles ; mais, s'il est profond, cette pratique échouera. Certains chirurgiens prétendent même que la mèche mise au contact de l'abcès, loin de créer un point faible là où elle est appliquée, épaissira la poche.

Il est vrai que si l'ouverture spontanée tarde à se faire,

on pourra intervenir, et alors sans aucune crainte puisque le péritoine pariétal doit être réuni à la masse d'intestin au milieu de laquelle est l'abcès. Nous ne sommes pas davantage partisan de cette ouverture en deux temps des abcès méso-cœliaques ; à la suite de ces interventions incomplètes, la fièvre tombe, la douleur diminue, mais le malade est toujours sous le coup des complications à distance que produisent les abcès péri-appendiculaires. L'appendice n'aura pu être réséqué ; en outre, pendant ce temps l'abcès peut très bien s'ouvrir dans une anse intestinale ; il n'a que l'embarras du choix. Cela peut être un mode de guérison, surtout si l'évacuation s'est faite dans le gros intestin. La guérison sera plus problématique si elle a eu lieu dans l'intestin grêle ; et cette complication nécessitera une intervention secondaire qui sera laborieuse, pour guérir la fistule pyo-stercorale qui peut en résulter.

Pour atteindre ces abcès entourés de tous côtés par des anses intestinales, il suffit d'écarter prudemment celles-ci, après avoir bien protégé le reste du péritoine. On voit alors le pus sourdre ; on agrandit l'ouverture en décollant de plus en plus les anses intestinales les unes des autres jusqu'à ce qu'il y ait une place suffisante pour pouvoir déterger les parois de l'abcès avec une éponge ; c'est alors que l'on peut apercevoir l'appendice qui sera réséqué. Dans ces cas la recherche de l'appendice devra être prudente. Comme nous le disons plus loin, c'est au chirurgien de voir si les anses intestinales sont assez résistantes pour lui permettre cette recherche ; quand on intervient pour ces abcès ainsi enkystés au milieu des anses grêles, l'anesthésie chloroformique doit être complète ; car une contraction abdominale intempestive pourrait produire une rupture de la poche.

Ces abcès peuvent être isolés ; ils sont alors péri-appendiculaires et nécessiteront une incision spéciale ; comme ces abcès se développent presque constamment entre l'épine iliaque droite et l'ombilic, ou au-dessous de l'ombilic mais toujours très rapprochés cependant de la fosse iliaque droite, une incision sur le bord du droit leur conviendra parfaitement, beaucoup mieux, à mon avis, que l'incision de Roux qui est trop externe ; s'ils coïncident avec un abcès iliaque, la même incision sur le bord du droit sera suffisante pour ouvrir les deux ; c'est celle que fait Routier.

Nous conseillons donc l'ouverture en un temps de tous les abcès d'origine appendiculaire, qu'ils soient ilio-inguinaux, sous cæcaux, rétro-cæcaux, méso-cœliaques ; c'est notre maître Routier qui a été un des promoteurs de cette méthode à la Société de chirurgie ; et une incision unique qu'on agrandira au besoin en haut ou en bas sera suffisante pour les ouvrir tous, sauf s'il y a un abcès iliaque gauche.

Du moment que Routier sent quelque chose dans la fosse iliaque, il fait toujours une incision verticale passant par la gaine du droit, de 10 centimètres en moyenne ; s'il rencontre un abcès ilio-inguinal, il l'ouvre tout aussi bien qu'avec l'incision de Roux ; il tombe plus en dedans, mais cela n'a aucun inconvénient, le cæcum est décollé, si c'est nécessaire de le faire, de la paroi. Routier ne se contente jamais de cette simple ouverture et va systématiquement à la recherche de l'appendice et des autres abcès, après avoir essuyé avec soin avec des éponges ou des compresses les parois de l'abcès qu'il vient d'ouvrir. Reclus est aussi d'avis de rechercher l'appendice ; non pas tant pour avoir ce dernier, que pour ouvrir les autres abcès; pour chercher l'appendice le chirurgien, en effet, est obligé de faire des manœuvres dans la fosse iliaque qui ont pour résultat d'ouvrir des abcès qui sans cela auraient été laissés de côté; Reclus a publié plusieurs cas où la recherche systématique lui a fait ouvrir des abcès ; Peyrot a rapporté à la Société de chirurgie, en 1899, un cas semblable : il opérait une femme d'appendicite suppurée et en cherchant l'appendice il ouvrit, outre son abcès iliaque, un foyer pelvien et un abcès inclus au milieu des anses grêles.

On ne tombe pas toujours sur un abcès une fois le péritoine ouvert, mais sur l'épiploon étalé dans la fosse iliaque et plus ou moins adhérent à la paroi et à l'intestin sous-jacent; il faudra le libérer avec l'ongle et faire attention de ne pas le déchirer; si pareil fait se produisait, il en résulterait une hémorrhagie, qui entraînerait une résection de l'épiploon.

Au lieu d'épiploon il peut y avoir des anses intestinales dans la fosse iliaque ; si celles-ci sont saines, non adhérentes entre elles, il sera facile de les refouler en dedans; dans le cas contraire il faudra d'abord les détacher les unes des autres ; nous considérons comme dangereux de se livrer à un nettoyage minutieux de ces anses une fois qu'elles auront été libérées, et de vouloir enlever coûte que coûte les exsudats qui se voient à leur surface, ces exsudats enlevés laissent voir une surface saignante friable qui ne demande qu'à se fusionner de nouveau avec une anse voisine ; ces anses dissimulent le cæcum et une fois qu'elles sont maintenues en dedans par des éponges ou des compresses, elles laissent voir celui-ci qui est presque toujours adhérent à la fosse iliaque. Avant de le décoller, il faudra faire un champ opératoire intra-abdominal ; Routier se sert d'éponges et de compresses, cela fait il va avec l'ongle libérer le cæcum ; il le fait très prudemment ; le cæcum est en effet moins adhérent à la fosse iliaque que chez les malades qui ont eu plusieurs crises d'appendicite avec abcès et qu'on a opérés à froid, mais il est en revanche plus friable.

En glissant le doigt le long du bord externe du cæcum, on décolle aussi la face postérieure ; on va ensuite vers l'ampoule et on remonte enfin le long de la face interne du cæcum ; s'il y a un abcès péri-cæcal il sera forcément ouvert par cette libération méthodique du cæcum ; on pourra ainsi faire basculer le cæcum de manière à bien voir sa face postérieure et on verra parfaitement, en cas d'abcès rétro-cæcal, si celui-ci a un prolongement rétro-colique ; disons que jamais Routier n'a eu à faire de contre-ouverture lombaire après avoir ouvert un foyer rétro-cæcal.

La possibilité d'amener le cæcum hors du ventre une fois sa libération effectuée facilite singulièrement la recherche de l'appendice ; et il est bien rare que Routier ne l'enlève pas d'emblée. Jamais la crainte d'infecter le péritoine n'a arrêté Routier ; c'est seule la friabilité de l'intestin qui le guide et le fait s'arrêter en route.

Je l'ai vu ouvrir de volumineux abcès rétro-cæcaux et il n'a jamais eu d'infection. On ne doit en tous cas craindre l'inondation péritonéale que quand l'abcès est volumineux, et si le champ opératoire intra-abdominal est insuffisant ; or au voisinage immédiat d'un gros abcès les anses intestinales sont toujours fortement distendues, agglutinées les unes aux autres par de la péritonite adhésive ; elles ne laissent pas d'espace libre et si le pus venait à leur contact il ne pénétrerait pas entre elles, et s'il le faisait il n'irait pas loin ; et d'ailleurs le pus va toujours vers l'endroit où il rencontre le moins de résistance, c'est-à-dire vers l'incision qu'a faite le chirurgien.

Si l'abcès est de faible volume et par suite de date récente, les anses intestinales voisines sont normales, mais le pus n'a aucune tendance à aller en dedans et le chirurgien est parfaitement maître de la situation.

Une fois que la fosse iliaque a été explorée avec ce soin et que l'on est certain de ne pas y avoir laissé un abcès, on met des éponges ou des compresses montées sur des pinces, là où étaient ces abcès, de manière à les bien isoler. Routier va alors explorer le petit bassin et cela dans tous les cas, et il ne craint pas pour cela de cheminer à travers des anses saines et de décoller les anses intestinales qu'il trouve sur sa route ; il agit de même en face d'un abcès méso-cœliaque.

On sent très bien s'il y a un foyer pelvien ; dès qu'on a dépassé le bord interne du psoas, le doigt tombe sur une masse rénitente rarement fluctuante, d'un volume très variable, tantôt postérieure et située au niveau de l'échancrure sciatique, tantôt antérieure et plaquée contre le trou obturateur, parfois au contraire remplissant toute l'excavation.

Il n'est pas besoin de rappeler ici l'extrême fréquence

des abcès pelviens dans les appendicites suppurées, en dehors, bien entendu, des cas où l'appendice est pelvien ; ces abcès du petit bassin sont souvent volumineux. Routier ne craint donc pas de dépasser la limite interne de la fosse iliaque. Brun recommande aussi d'explorer la partie la plus basse et la plus interne de la fosse ilaque tout contre la vessie ; souvent il y a là, dit-il, un abcès qui risquerait de passer inaperçu. J'ai très rarement vu mon maître Routier faire le toucher rectal dans une appendicite suppurée ; il est vrai qu'il n'en tirerait pas un grand enseignement, puisqu'il va toujours systématiquement dans l'excavation. J'ai déjà dit que mon maître Jalaguier le fait toujours ; ce n'est que quand cet examen lui a donné des résultats positifs qu'il conseille d'aller explorer le petit bassin ; on a ainsi l'avantage de savoir si l'abcès pelvien est volumineux, s'il est voisin du trou obturateur, ou rapproché de l'échancrure sciatique.

Tous les chirurgiens qui ont pris la parole à la Société de chirurgie ont parlé de la possibilité d'infecter le péritoine en ouvrant immédiatement par la voie sous-péritonéale les abcès méso-cœliaques, rétro et sous-cæcaux, ou intra-cæcaux ; mais aucun d'eux n'a apporté d'observation à l'appui ; c'est ce que font remarquer Poirier, Chaput, Routier ; je n'ai trouvé dans la littérature médicale qu'un cas rapporté par Poncet et Jaboulay où la rupture d'un abcès « ballottant » a déterminé la mort du malade. Jamais pareil accident n'est arrivé à Routier, qui va au-devant des abcès, là où il a chance de les rencontrer ; je n'ai jamais vu non plus ce chirurgien obligé d'ouvrir secondairement des abcès qui auraient été laissés lors d'une première intervention ; il n'est pas question ici des abcès qu'on voit après lavage du péritoine chez des opérés d'appendicites avec péritonite généralisée.

Cette année, Routier a opéré devant moi beaucoup d'appendicites suppurées avec foyers rétro-cæcaux pelviens, etc. et n'a perdu aucun malade.

Le seul cas de mort que j'aie vu est survenu chez une femme opérée pour péritonite généralisée d'origine appendiculaire ; à l'autopsie, on lui découvrit un volumineux abcès de la rate ; le cas a été publié dans les *Bulletins de la Société de chirurgie.*

Routier tient beaucoup à enlever l'appendice et il est bien rare qu'il ne le trouve pas, en procédant à la libération méthodique du cæcum ; il n'est pas toujours possible de l'avoir d'un seul bloc, il est en effet friable et vient en morceaux ; il sera lié et le moignon désinfecté au thermocautère ; parfois il est amputé près de sa base ; le bout périphérique est adhérent à la fosse iliaque ; s'il y a un bout cæcal assez long, on y mettra une ligature circulaire ; en aucun cas on ne laissera de pince à demeure sur ce moignon, comme je l'ai vu signalé dans quelques observations.

Il n'est pas toujours nécessaire d'enlever tout l'appendice pour faire une bonne opération ; du moment qu'on l'a séparé du cæcum, c'est la grosse affaire ; on pourra sans inconvénient en laisser une partie adhérente soit à l'intestin grêle ou au cæcum, soit aux vaisseaux, si le décollement en paraissait dangereux ; l'abandon d'une partie de l'appendice ne déterminera pas fatalement une fistule purulente. Si l'on n'a pu mettre de ligature sur la base de l'appendice, s'il a été impossible de préciser exactement le point d'implantation de cette base, on aura des chances pour avoir une fistule pyo-stercorale, mais elle guérira souvent spontanément si l'appendice a été enlevé.

Jamais Routier n'a eu à faire d'interventions secondaires dans les cas où il avait enlevé l'appendice et ouvert les abcès péricæcaux. Quand, au contraire, il l'avait laissé, il a dû souvent réopérer ces malades ; l'appendice s'oblitère souvent d'une façon incomplète et cette partie restée perméable suffit à occasionner d'autres accidents, tels que des abcès qui surviennent en général dans les premiers mois, mais peuvent se voir à bien plus longue échéance, comme Walther en a rapporté à la Société de chirurgie ; ces abcès ont le plus souvent tendance à s'ouvrir au niveau de l'ancienne cicatrice ; mais parfois ils déterminent une péritonite généralisée.

Broca, dans les cas où il est intervenu secondairement, a trouvé l'appendice malade.

Il est bien rare qu'au cours d'une intervention pour appendicite suppurée on ne soit obligé de réséquer de l'épiploon ; nous conseillons d'en enlever larga manu et de ne s'arrêter qu'en tissu sain ; toutes les ligatures seront faites au catgut ; si la résection porte sur une portion malade, celle-ci pourra donner lieu à un foyer d'épiploïte suppurée ; j'en ai vu un cas cette année à Necker ; il s'agissait d'un Italien qui avait été passé d'un service de médecine, dans un état très grave ; il avait un volumineux abcès qui remplissait toute la fosse iliaque et une partie du bassin ; l'épiploon rougeâtre était fortement épaissi ; ce malade eut un abcès huit jours après et on constata de visu que cet abcès siégeait en plein épiploon au-dessus de la ligature.

La résection de l'épiploon devra encore être faite dans les cas où il y a un foyer d'épiploïte suppurée analogue à celui que Loison a rapporté à la Société de chirurgie cette année ; il s'était développé à distance et ne présentait aucune connexion avec l'appendice ; c'est ce qui en fait l'intérêt ; la simple ouverture de ces abcès ne suffit pas.

Inutile de dire que toutes ces lésions de l'épiploon ne pourraient même pas être soupçonnées par la voie sous-péritonéale ; on ne pourrait plus enlever les ganglions péri-cæcaux qui sont toujours hypertrophiés.

Ricard a rapporté cette année à la Société de chirurgie le cas d'un malade opéré par Beurnier quelques jours avant d'une appendicite suppurée ; l'appendice avait dû être réséqué ; tout alla bien pendant quelque temps, puis les accidents reparurent ; la plaie opératoire fut réouverte et Ricard constata la présence d'une chaîne de ganglions rétro-cæcaux et rétro-coliques ; il les enleva et tout rentra dans l'ordre, et il put constater que les ganglions inférieurs étaient suppurés : il faut donc enlever ces ganglions et cela est toujours possible. Il est exceptionnel de se trouver en présence d'un cas semblable à celui de Gérard-Marchant qui dut laisser, chez une de ses opérées, une partie de la coque ganglionnaire adhérente au cæcum ; Gérard-Marchant a relaté cette observation sous le nom de para-appendicite. Pour nous, qui partageons les idées de Jalaguier et de Routier, il n'existe pas de para-appendicites, au moins tel qu'on le comprend cette année à la Société de chirurgie ; les para-appendicites sont des erreurs de diagnostic.

J'ai observé trois para-appendicites. La première était produite par un rein mobile volumineux étranglé dans la fosse iliaque droite ; cette observation est rapportée dans la *Chirurgie d'urgence* de Rochard.

La seconde était une ovarite suppurée chez une vierge, qui avait déterminé un abcès péri-cæcal ; celui-ci fut incisé comme étant d'origine appendiculaire ; il y eut à la suite une fistule pyo-stercorale ; deux interventions furent faites pour chercher l'appendice, la première fut infructueuse ; la seconde permit de voir que l'on s'était trompé ; l'appendice était rétro-cæcal et paraissait macroscopiquement sain ; mais l'ovaire droit était transformé en une poche purulente qui s'était ouverte dans l'intestin grêle ;

La troisième para-appendicite que j'ai vue, comme la la seconde du reste, dans le service de mon maître Routier était une masse cancéreuse rétro-cæcale sur la nature de laquelle on n'a jamais pu être fixé, l'autopsie n'ayant pas été faite.

N'insistons pas davantage sur ces para-appendicites qui sortent de notre sujet.

Il est fréquent d'observer au cours des interventions pour appendicites suppurées des perforations de l'intestin ; elles siègent presque constamment sur le cæcum et, contrairement à ce que l'on voit à froid, elles peuvent être indépendantes de l'appendice ; dans les cas où ce dernier est pour ainsi dire inclus dans la paroi cæcale, il y a souvent une communication appendiculo-cæcale qui devient manifeste quand on a enlevé l'appendice ; ces perforations, dues à des ulcérations de la paroi cæcale par l'appendice, sont en général petites et faciles à oblitérer au moment même de l'intervention ; il n'en est pas de même de celles que déterminent les abcès péri-cæcaux et qui peuvent se voir aussi sur l'intestin grêle ; elles sont plus grandes et peuvent atteindre les dimensions de pièces de 1 et 2 francs ; ces ulcérations, qui aboutissent à des perforations, débutent toujours par la face externe de l'intestin ; ce sont elles qui ont donné naissance à la pérityphlite suppurée ; Routier n'a jamais rencontré de perforations de l'intestin grêle.

Nous en avons trouvé plusieurs cas dans les *Bulletins de la Société de chirurgie* ; il est probable que le cas dont parle Monod (*Soc. chir.*, 1899) n'était qu'un foyer méso-cœliaque d'origine appendiculaire qui avait ulcéré l'intestin grêle et le cæcum. Potherat, Broca, Michaux en ont rapporté d'autres observations. Dans le cas de Michaux, il s'agissait d'une appendicite suppurée avec collection à droite et à gauche, et abcès pelvien distinct, les 3 furent ouverts, mais le foyer pelvien était en communication avec l'intestin grêle qui s'était ulcéré en deux points au contact d'un appendice extrêmement altéré. Terrier rapporte aussi un cas où l'appendice adhérait à l'intestin grêle ; cette adhérence fut rompue avec l'ongle, « mais il resta sur l'intestin libéré une perforation arrondie correspondant exactement comme forme à l'extrémité du cordon signalé qui est l'appendice » ; pendant cette même intervention Terrier rompit les tuniques séro-musculaires du côlon.

Ces deux cas de Terrier et de Michaux sont les seuls que nous ayons relevés dans les ouvrages que nous avons lus, où la perforation de l'intestin grêle ait été déterminée par l'appendice ; dans les autres observations il n'est pas fait mention des rapports de l'appendice et de l'intestin et il est presque certain que ces perforations ont été causées par les abcès.

Quelle conduite tenir en présence de ces perforations ? Si les tissus ne paraissent pas trop malades, on devra essayer de faire une suture ; on aura des chances d'échouer, mais il faudra quand même en faire une ; cette suture devra être faite à points séparés ; s'ils ne lâchent pas tous, la perforation sera plus petite et aura plus de chances de s'oblitérer seule sans intervention secondaire. Il sera peut-être prudent de suturer l'anse où siège la perforation au péritoine pariétal. Si chaque coup d'aiguille déchire l'intestin, il ne faut pas insister ; un bon drainage suffira pour amener les matières au dehors.

Ces perforations sont particulièrement fréquentes à la face postérieure du cæcum et ne pourront être vues que si on a bien libéré le cæcum ; la présence de scybales indique plutôt une perforation appendiculaire. Quand il y a au contraire des matières fécales ou alimentaires, il existe en général une perforation intestinale ; dans un cas Roux trouva du lait caillé et des matières dans la fosse iliaque droite ; l'opéré eut une contraction des muscles abdominaux, ce qui détermina l'issue de lait et de matière à travers une perforation de la paroi cæcale antérieure.

Il faut toujours attendre plusieurs mois pour fermer les anus contre nature qui résultent de ces perforations ; on pourra d'abord tenter leur cure par la méthode de l'abrasion faite d'après la technique de Chaput : si on échoue il faudra faire une intervention plus radicale : décoller l'anse perforée et la paroi et faire une suture en tissu sain ; c'est une opération grave.

Parfois l'intestin n'est pas perforé, mais il présente à **sa** surface des plaques blanchâtres ou verdâtres comme celles qui existent sur les appendices gangrenés ; ces plaques sont destinées à s'éliminer et détermineront un anus contre nature ou une simple fistule. Il faudra essayer du « tout à l'égout de Guinard » et drainer.

Albarran cite une observation (*Soc. chir.*, 1900) où il trouva sur le cæcum deux plaques de gangrène très voisines l'une de l'autre ; les jours suivants il y eut un anus contre nature ; plusieurs mois après Chaput et lui pratiquèrent une résection de la paroi cæcale.

Si l'on n'a pu trouver la perforation, il faudra faire un large drainage avec des mèches et des drains en caoutchouc.

Le drainage joue un rôle capital dans la réussite de l'intervention pour une appendicite suppurée.

Voici comment procède Routier :

Il désinfecte soigneusement avec de l'eau oxygénée les parois de l'abcès ; l'eau oxygénée est surtout indiquée quand le pus est très fétide, à cause des anaérobies ; c'est aussi l'avis de Terrier ; s'il n'a pas d'eau oxygénée à sa disposition il emploie du sublimé ; souvent il promène une éponge saupoudrée d'iodoforme là où il a trouvé du pus ; il met ensuite un long drain et une longue mèche derrière le cæcum, et qui vont très loin en haut. En ayant soin de faire remonter très haut vers le foie le drain et la mèche qu'on place derrière le cæcum et le côlon, en cas d'abcès rétro-cæcaux, cela dispense de faire une contre-ouverture dans la région lombaire ; et pourtant Frank Hartley conseille d'ajouter au drainage iliaque un drainage lombaire ; ce qui permettrait, d'après ce chirurgien, d'enlever le drain iliaque au bout de très peu de temps, favorisant ainsi la réunion plus rapide de l'incision iliaque. Un second drain et une seconde mèche plongent dans l'excavation : et cela suffit pour assurer une bonne évacuation du pus ; quand ces drains et ces mèches sont bien en place il rétrécit la moitié supérieure de la plaie en passant à travers toute l'épaisseur de la paroi un double crin de Florence. Roux Lejars rétrécissent la plaie aux angles en faisant des sutures à plusieurs plans ; cette suture prédispose à l'infection de la plaie. Jamais je n'ai vu la suture à un seul plan déterminer de suppuration de la paroi. Broca ne fait aucune suture depuis qu'il a eu un phlegmon gangréno-gazeux de la paroi (voir thèse de Jacob).

En ayant soin de rétrécir la plaie au moyen d'un double crin qui traverse toute la paroi, l'éventration aura peu de chance de se produire, bien qu'on ait laissé la plaie désunie dans sa moitié inférieure. J'ai vu plusieurs malades qui avaient été opérés et drainés par Routier et qui avaient une cicatrice très solide ; ce chirurgien pense que l'incision passant par la gaine du droit est celle qui donne le moins d'éventration dans les appendicites suppurées. Broca accuse le drainage d'être la cause des éventrations, bien plutôt que le siège de l'incision.

La suppuration d'abord abondante nécessite des pansements quotidiens ; les lavages par les tubes peuvent être utiles pendant les trois premiers jours ; ils sont inutiles plus tard à cause des adhérences qui se forment autour des tubes ; à mesure que la suppuration diminue, on raccourcit les tubes ; les mèches sont enlevées au bout de 2 ou 3 jours ; cette ablation est douloureuse ; il faut surveiller avec beaucoup de soin ce qui sort par les tubes et la plaie ; souvent en effet l'appendice, quand il n'a pas été enlevé, s'élimine spontanément sous une forme méconnaissable. Toupet, dans un cas, a reconnu par l'examen histologique l'appendice dans une prétendue fausse membrane. Cette élimination spontanée peut même servir au moment de l'ouverture de l'abcès.

Si la température augmente ou ne diminue pas, il pourra y avoir évacuation insuffisante ; ou bien le malade fera un nouvel abcès ; le toucher rectal devra être fait et pourra souvent faire reconnaître une collection pelvienne qui se vide mal ; c'est dans ces cas que l'on pourra essayer de drainer le petit bassin par en bas.

Il est fréquent dans les opérations à chaud de voir les jours suivants s'écouler par les tubes un liquide d'odeur fécaloïde et parfois même de véritables matières : il est évident que si l'on a constaté lors de l'intervention une perforation intestinale ou une plaque de sphacèle, il sera facile de reconnaître la cause de cet écoulement. Souvent pareil fait se produit alors que le cæcum et l'intestin ne présentent aucune perte de substance visible au moment de l'opération ; beaucoup de chirurgiens disent que la ligature circulaire qui a été mise à la base de l'appendice a lâché ; Routier, qui, comme nous l'avons déjà dit, se contente toujours de cette simple ligature, prétend que jamais la ligature ne se défait et il soutient que ces fistules stercorales post-opératoires sont dues, quand l'appendice a été enlevé, à des perforations secondaires du cæcum. Dès qu'il y a une fistule stercorale post-opératoire, Routier fait enlever les tubes et les mèches et applique simplement des pansements à plat ; j'ai vu deux fois de véritables anus contre nature guérir spontanément ; l'appendice avait été enlevé.

Quand l'appendice n'a pas été réséqué il peut à lui seul déterminer une fistule stercorale s'il est le siège d'une perforation et que sa cavité communique avec le cæcum ; on aura dans ces cas non un anus contre nature, mais une simple fistule qui nécessitera pour guérir une intervention secondaire ; une perforation appendiculaire siégeant à la base et empiétant sur le cæcum déterminera une fistule qui donnera lieu à un écoulement de matières plus considérable qu'une perforation de la pointe.

Jamais Routier n'a eu à pratiquer d'interventions secondaires dans les appendicites suppurées où il avait enlevé l'appendice ; il a dû, au contraire, souvent intervenir pour venir à bout de fistules rebelles, purulentes ou stercorales, ou inciser des abcès quand le malade avait encore son appendice dans le ventre.

Il est en général facile de trouver l'appendice dans les interventions secondaires. Bazy a montré un appendice qu'il avait enlevé à un malade opéré trois fois par des chirurgiens qui n'avaient pu le réséquer ; il fit basculer fortement le cæcum de manière à bien voir sa face postérieure, l'appendice y était.

Routier a toujours trouvé l'appendice dans les rares interventions secondaires qu'il a pratiquées, car j'ai déjà dit qu'il enlève presque toujours l'appendice ; s'il existe une fistule, il la désinfecte au chlorure de zinc à 1 p. 100, et la circonscrit dans une incision circulaire ; dans un cas en tirant sur le trajet de la fistule qu'il avait disséquée il amena l'appendice qui adhérait par sa pointe à l'extrémité profonde de la fistule ; il ne faut pas être trop pressé pour pratiquer ces interventions radicales ; il faut savoir attendre, mais pas trop ; bien entendu s'il se produisait une péritonite généralisée il faudrait intervenir de suite. J'en ai observé deux cas. Broca temporisait pour enlever l'appendice à un de ses opérés ; il n'en eut pas le temps ; le malade mourut de péritonite généralisée.

Nous avons vu cette année pratiquer une entérotomie sur la ligne médiane et sur une anse grêle pour oblitérer une fistule pyo-stercorale consécutive à l'ouverture d'un volumineux abcès à la fois rétro-cæcal et pelvien : il s'agissait d'une fillette d'une dizaine d'années qui fut apportée à 9 heures du soir aux Enfants-Malades ; elle fut opérée d'urgence par mon ami Pierre Duval, autorisé par M. Rieffel ; tout alla bien pendant six jours ; au bout de ce temps, apparition de matières dans la fosse iliaque droite et fistule pyo-stercorale ; au bout de quelques semaines Villemin, sur les conseils de Lannelongue établit un anus grêle sur la ligne médiane pour détourner le cours des matières et déterminer l'oblitération de la perforation (l'appendice n'avait pas été vu) ; la fistule devint en effet simplement purulente ; au bout de six semaines, on essaya de fermer l'anus grêle ; cette tentative échoua ; et actuellement l'anus grêle existe toujours et la fistule iliaque est redevenue pyo-stercorale, cette tentative ne paraît pas encourageante.

Jusqu'ici l'entérotomie dans l'appendicite n'avait été faite que pour conjurer les dangers de l'occlusion intestinale post-opératoire qu'il est si fréquent d'observer quand l'appendicite a déterminé de la péritonite généralisée; c'est Henrotin qui l'a faite le premier; puis après lui viennent Lockwood, Marsh ; dans les appendicites suppurées, enkystées, il y a parfois de l'occlusion; mais celle-ci disparaît toujours après une intervention complète, c'est-à-dire dans laquelle on a cherché à ouvrir tous les abcès.

Il n'a été question jusqu'ici que des formes communes d'abcès dans l'appendicite ; il en existe de plus rares ; c'est ainsi que ces abcès peuvent siéger dans la cavité de Retzius. Il sera facile de les reconnaître en faisant le toucher rectal ou vaginal, maintenant que Brun et Tuffier ont attiré l'attention sur eux ; l'incision médiane est nécessaire ici et il sera bien rare qu'on puisse enlever l'appendice dans la même séance ; nous croyons qu'il serait préférable d'attendre, pour l'enlever à froid. Tuffier dans les cas qu'il a rapportés fit une laparotomie médiane et il eut une fistule stercorale ; quatre mois et demi après, il fit une incision dans la fosse iliaque et enleva l'appendice qui était perforé.

Enfin il existe souvent des abcès développés dans la fosse iliaque gauche ; ils peuvent être isolés ou coïncider avec un autre foyer iliaque ; il faudra toujours pour les ouvrir faire une incision dans la fosse iliaque gauche ; s'il y a même temps un foyer iliaque, il ne faut pas faire la laparotomie médiane ; par cette incision en effet, on voit mal dans la cavité des deux abcès, il est préférable de faire une incision dans chaque fosse iliaque.

J'ai observé sur un malheureux confrère la coexistence d'un abcès pelvien et d'un abcès iliaque gauche ; quand Routier fut appelé il le trouva en pleine péritonite généralisée : il fit une laparotomie médiane ; c'est la seule fois où je l'aie vu ne pas faire l'incision sur le bord du droit.

Il y a en outre une forme dans laquelle il n'y a rien dans la fosse iliaque droite : l'abcès est exclusivement pelvien ; c'est à ces formes qu'il faut réserver le nom d'appendicite pelvienne. Jalaguier m'en a montré plusieurs à l'hôpital Trousseau, c'était le toucher rectal qui permettait de faire le diagnostic, qui fut toujours confirmé par l'opération à froid : l'appendice fut constamment trouvé pelvien. J'ai déjà dit que mon maître Jalaguier opère presque toujours à froid, et cela grâce au traitement qu'il prescrit à tous ses malades ; jamais je ne l'ai vu avoir de surprises désagréables, telle que l'apparition d'une péritonite généralisée par rupture d'un foyer ; et pourtant dans le cas particulier d'appendicite pelvienne, cela arriverait fréquemment. Tous les chirurgiens insistent en effet sur la gravité des appendicites pelviennes qui causent parfois de la péritonite généralisée ; voici ce que conseille Jalaguier, dans les cas où il jugerait bon d'opérer. S'il y a un plastron soit au-dessus du pubis, soit au-dessus de l'une ou de l'autre arcade, il fait une incision abdominale soit médiane, soit oblique ; les anses intestinales, malades, collées entre elles, sont écartées prudemment et on tombe sur le foyer. Pour nous, si le foyer est au-dessus d'une arcade, nous ferions plutôt une incision sur le bord du droit. Dans les cas d'incision médiane, il recommande expressément d'avoir vidé la vessie. Si la main appliquée sur l'abdomen ne sent aucun empâtement et si le toucher rectal a fait reconnaître un foyer beaucoup plus accessible par en bas que dans le premier cas, cela indique que l'abcès pelvien n'a pas contracté d'adhérence avec la paroi. Jalaguier ne veut à aucun prix dans ces cas de la voie transpéritonéale ni du plan incliné; au moment, en effet, où on décollerait l'intestin et l'épiploon, qui adhèrent au pourtour du bassin et cachent le foyer, la masse intestinale remontant vers le diaphragme, tracerait la route au pus, il en résulterait une vraie inondation péritonéale ; il conseille la voie sous-péritonéale avec une incision oblique très basse.

Broca suit aussi la voie sous-péritonéale.

Hartmann fait une incision médiane et se comporte comme quand il opère les annexites suppurées ; je crois qu'il conseille un plan incliné ; il a opéré ainsi quatre malades et a eu quatre succès.

Tous ces chirurgiens ne parlent pas de la voie rectale qui paraît si chère aux chirurgiens de Lyon. Routier et Jalaguier n'en sont pas partisans. Routier n'a jamais rencontré de foyer pelvien isolé ; et il doute qu'un foyer pelvien assez développé pour faire une saillie manifeste dans le rectum ne puisse donner lieu à des symptômes aussi nets du côté de la région iliaque ou sous-ombilicale, et ne soit facile à aborder par en haut.

Voici la technique de Jaboulay : après la dilatation de l'anus, il introduit deux doigts dans le rectum et fait une incision transversale de la paroi rectale avec une paire de ciseaux mousses qui suivent rigoureusement les deux doigts introduits dans le rectum ; introduction de deux drains qui sont enlevés au bout de deux ou trois jours. Si l'on craint que les matières fécales ne passent du rectum dans le foyer purulent, on peut, dit le chirurgien de Lyon, abaisser la perforation artificielle que l'on a faite au rectum et la suturer à la moitié antérieure de la circonférence anale ; la circonférence antérieure sera suffisante pour livrer passage aux matières et aux gaz. Je doute fort que cet abaissement soit possible dans les cas d'appendicite pelvienne proprement dite. Si l'on se décidait à suivre la voie rectale, ce que je ne conseille en aucun cas, il vaudrait mieux mettre le malade dans le décubitus latéral droit, la cuisse gauche fléchie sur le bassin, et la jambe sur la cuisse ; après avoir dilaté l'anus, on introduirait une valve dans le rectum et un aide la maintiendrait appliquée contre la paroi postérieure du rectum. J'ai vu ainsi Routier ouvrir des abcès chauds de la prostate au bistouri, et l'on voyait très bien la paroi antérieure du rectum.

Si l'on voulait attaquer une appendicite pelvienne par en bas, nous conseillerons la voie vaginale chez la femme, la voie pré-rectale chez l'homme. Mauclaire a décrit, dans les *Bulletins de la Société anatomique* de 1895, un procédé pour effectuer le drainage abdomino-périnéal chez l'homme. Dans ce mémoire il n'avait pas en vue exclusivement les suppurations pelviennes d'origine appendiculaire, mais plutôt les péritonites généralisées... « On peut, dit-il, ouvrir directement le cul-de-sac de Douglas par le périnée. Dans ce cas, après avoir fait une incision jusqu'au bulbe, on introduit l'index revêtu d'un doigt en caoutchouc dans le rectum, on suit la paroi antérieure du rectum en passant derrière l'aponévrose prostato-péritonéale ; arrivé au-dessus de la prostate, on accroche avec l'ongle de l'index droit, dirigé en haut et en avant vers l'ombilic, le cul-de-sac péritonéal qui peut filer sous le doigt.

« On peut encore, dit Mauclaire, faire une incision pré-rectale jusqu'à un centimètre au delà de la prostate, puis, le sujet étant mis dans la position de Trendelenburg légère pour remonter le paquet intestinal, on fait une incision hypogastrique très petite pour passer la main ; les doigts de la main droite vont dans le cul-de-sac vésico-rectal à la rencontre des doigts de la main gauche placés au sommet de l'incision pré-rectale : l'effondrement de la cloison de séparation est facile en passant derrière l'aponévrose prostato-péritonéale.

Mauclaire n'a pas eu occasion de la faire sur le vivant.

Sutton a fait cette opération sur le vivant ; il conseille de faire l'incision de Kocher, incision courbe à concavité postérieure passant à égale distance de l'anus et de la tubérosité ischiatique. Cette incision n'intéresse que des vaisseaux peu importants. Son opéré a guéri par une seule intervention. Delanglade, de Marseille, a suivi trois fois la voie périnéale : il a fait une incision comme Sutton, mais embrassant peut-être plus étroitement le sphincter externe ; dans un cas il jugea que le foyer pelvien était inaccessible par la voie abdominale et se contenta de l'ouverture pré-rectale ; dans un autre cas il y avait un volumineux abcès de la fosse iliaque droite coïncidant avec un abcès pelvien. Delanglade était d'avis d'intervenir par la fosse iliaque et de compléter l'opération par un drainage périnéal ; il fut seul de son avis et dut se contenter d'une simple incision iliaque ; la fièvre continua et il fut obligé d'effectuer plus tard le drainage périnéal : à partir de ce moment la guérison survint rapidement.

Ainsi donc les chirurgiens se préoccupent depuis quelque temps d'assurer l'évacuation aussi parfaite que possible des abcès pelviens chez l'homme ; chez la femme, le cul-de-sac postérieur est tout indiqué, chez l'homme, c'est la voie prérectale. En aucun cas il ne faudra faire le drainage parasacré de Jaboulay et Frœlich. Quand faut-il faire le drainage pelvien ?

1° En cas de foyer haut situé, c'est-à-dire avec plastron, nous conseillons la voie transpéritonéale ; il faudra de préférence faire une incision latérale, passant par la gaine du droit ; sauf si le foyer est exclusivement médian, ce qui est rare. Ici pas de plan incliné qui ne rendrait aucun service. Jalaguier fait dans ces cas une incision oblique ou médiane. Ajoutons que l'on devra rechercher l'appendice et l'enlever.

2° Si le foyer est bas, Jalaguier conseille la voie sous-péritonéale avec incision oblique près de l'arcade ; le malade devra être horizontal. Pour nous le drainage périnéal ou vaginal est indiqué ici et pourrait être tenté seul, sans rien faire par l'abdomen, maintenant que Sutton et Delanglade nous en ont montré l'efficacité. Certes par la voie vaginale ou pariétale on ne peut enlever l'appendice ; on ne le peut pas davantage par la voie sous-péritonéale. Il nous semble que le drainage pelvien amènera mieux l'évacuation du pus ; en outre, il pourra permettre dans certains cas d'attendre et de faire à froid une résection méthodique de l'appendice, et peut-être pourra-t-il même amener une guérison définitive ; en outre, le malade aura une paroi abdominale indemne.

Enfin quand il y a à la fois un plastron abdominal et un empâtement pelvien descendant bas, il faudra faire une incision médiane ou latérale, tâcher de réséquer l'appendice ; si la fièvre ne tombe pas, il faudra compléter l'intervention par le drainage pelvien, qui devra être fait par le périnée ou le vagin ; nous ne sommes partisan d'introduire une main dans l'abdomen pour aller à la recherche de la main prérectale que dans le cas de péritonite généralisée.

Le drainage pelvien devra encore être tenté si après ouverture de foyers multiples, le doigt rectal fait, les jours suivants, reconnaître une collection pelvienne ; c'est une opération facile et sans gravité.

OBSERVATIONS (1)

Obs. I. — *Péritonite généralisée survenue chez une malade opérée par Routier d'un abcès appendiculaire; l'appendice n'avait pas été enlevé.* — Céline E..., 20 ans, entre le 17 janvier 1900, sort le 10 février 1900, opérée par M. Routier le 9 octobre 1899; a eu un abcès rétro-utérin à la suite; sort guérie, — refusant de se laisser enlever l'appendice. Il y a 15 jours, petite attaque.

16 janvier. Crise douloureuse et vomissements; ventre gonflé, se fait transporter à Necker, service de M. Cuffer, dans la nuit du 17 au 18.

Le 18 à midi on la fait passer à Nélaton. M. Routier la voit à 5 heures. Ventre ballonné, très douloureux. P. 120, T. 39°, pas de gaz depuis le 18.

Anesthésie. — Réouverture de la cicatrice, bouillon sale et pus, gros paquet d'anses intestinales et d'épiploon; lavages; Routier décolle les adhérences et va jusque dans le petit bassin. L'appendice rétro-cæcal est avec peine libéré lié et réséqué; 2 gros drains, 2 mèches.

Le 22. Va très bien, mais violente congestion pulmonaire.

Le 25. Raccourcissement des drains, mèches.

Le 26. Ablation d'un drain et d'un crin.

Le 27. Ablation des crins.

7 février. Plaie superficielle.

Obs. II. — *Appendicite. Gros abcès.* — G. A..., mécanicien, 17 ans; entrée, 13 juin 1899.

(1) Toutes ces observations m'ont été très obligeamment fournies par mon maître Routier.

6 juin, douleur subite, vomissements ; depuis, douleurs, ballonnement du ventre, 4 purgations ont été administrées en ville.

Le 13. 36°,3, 140. Langue sèche, ventre ballonné avec défense musculaire à droite.

Anesthésie. — Laparotomie sur le bord du droit ; agglutination de l'épiploon. Je décolle le cæcum en dehors, abcès, et je sens l'appendice avec gros calcul, lavages, énorme abcès mal limité qui monte sous le foie, lavage. L'appendice vert est détaché, contenant un gros amas comme le pouce de matières fécales dures, jaunes ; 4 gros drains, dont 2 dans le petit bassin, 2 sous le foie, pas de sutures.

Le 14. Selle, gaz ; 38°, 90 ; va très bien.

Le 19. Les matières fécales passent par la plaie ; suppression des drains et des mèches ; pansement à plat.

Le 30. Il n'en passe plus.

17 juillet. Il a repassé des matières fécales.

Le 25. Pleurésie à droite.

3 août. Part chez lui, pleurésie diminue, mais il suppure et il sort des matières fécales.

Septembre. Revenu guéri.

4 octobre. Bien portant. Très petite cicatrice très forte ; conseille une ceinture.

Obs. III. — *Appendicite. Abcès.* — J. L...., 45 ans, entré 7 juillet 1899, sort le 2 août 1899. Première crise d'appendicite en novembre 1898, durée quatre à cinq jours. — Deuxième crise en juin, durée dix jours, fortes douleurs ; pas de fièvre, ventre souple, mais on sent une tumeur.

11 août. Laparotomie, bord du droit, adhérences épiploïques ; décollement du cæcum de la paroi interne, abcès. Routier sent l'appendice qu'il enlève en deux morceaux, muqueuse malade ; traces d'une perforation, deux drains, deux mèches.

Le 14. Ablation de la mèche, a eu 39°.

Le 16. Ablation d'un drain.

Le 23. Ablation du drain supérieur. Tout à fait cicatrisé.

Obs. IV. — *Appendicite. Abcès. Ablation secondaire de l'appendice.* — C. D..., 20 ans, entre le 20 mai, sort le 3 décembre 1899.

Première attaque, il y a un an, n'interrompit son travail qu'un jour.

Deuxième attaque, 20 mars. Douleur vive, fièvre, vomissements, occlusion.

Le 24. Douleur vive, point de Mac Burney, ventre en bois avec ballonnement. Occlusion complète.

Le 26. Gaz. Pouls tombé de 120 à 90. Ventre dur, n'a pas pu uriner depuis avant-hier, a été sondé deux fois.

· *Anesthésie.* — Laparotomie sur le bord externe du droit ; épiploon adhérent noir, décollé, lié au catgut, réséqué ; cæcum adhérent, décollé ; au niveau du détroit supérieur, îlot de pus infect qui est épongé. — Sublimé. Ligature d'un lambeau qui paraît être l'insertion de l'appendice au cæcum, deux drains. Énorme mèche de gaze iodoformée.

10 juin. Petite plaie superficielle.

1er novembre. Accidents aigus de suppuration dans la fosse iliaque. Dilatation de la fistule.

Le 14. *Anesthésie.* — La fistule dilatée, passée au chlorure de zinc, est circonscrite par une incision très saignante. Ligature et résection de l'épiploon adhérent, l'appendice est soulevé en tirant sur la fistule ; ligature près du cæcum. Thermo. Mèches, deux drains.

Le 20. Ablation de la mèche va très bien.

Le 24. S'est tellement remué qu'il a un abcès au niveau de sa cicatrice.

Obs. V. — *Appendicite. Abcès.* — D. E..., 19 ans, entrée 10 mars 1899, sort le 12 juin 1899.

Début, 10 mai, brusque, après son déjeuner, vomissements avec douleur diffuse du ventre qui se localise à droite, ses vomissement persistent une partie de la nuit.

Le 11. Purgatif, il rend un lombric. A son arrivé, plastron, défense musculaire, 38°,4, il a 120 ; léger ballonnement cependant, il rend des gaz et vient à pied à l'hôpital. Glace, diète.

Le 18. Chute de température 37°, 90 pulsations, mais il reste le plastron.

Le 20. *Anesthésie.* — Laparotomie sur le bord du droit, tout paraît sain, le cœcum est adhérent; petit abcès sous-cœcal, adhérences très saignantes. Je déchire l'appendice qui est sous le cœcum ; ligature au catgut du bout central, thermo. J'abandonne le bout périphérique, deux drains, deux mèches après avoir bien libéré le cœcum.

Le 22. Ablation des mèches.

Le 24. Ablation des drains, très bon état.

5 juin. Plaie superficielle, va très bien.

Obs. VI. — *Appendicite sous-hépatique. Abcès.* — Ch. J.., 41 ans, entré le 19 avril 1899, sort le 10 juin 1899.

Le 17 avril, sans cause, au réveil, douleur épigastrique faible d'abord, puis plus forte aux irradiations vers l'hypochondre droit. Pas de vomissements, pas de diarrhée, selles normales ; un médecin donne un vomitif. Les douleurs, loin de disparaître, sont plus fortes et se localisent dans la partie supérieure de l'hypochondre droit.

Le 19. Ventre souple. Gaz. Douleurs sous-hépatiques : il y a là une sorte d'empâtement, de tumeur qu'on repousse comme un rein. Soir, 38°,4.

Le 22. *Anesthésie.* — Laparotomie sur bord du droit plus haute que d'habitude parce qu'on a une arrière-pensée de cholécystite; cœcum très haut, et on ouvre un abcès dans lequel il y a un calcul et où se trouve l'appendice gangrené, perforé; lavage, résection ; deux drains, deux mèches.

Le 25. Ablation des mèches.

Le 27. Pansement, suintement abondant par les drains (matières fécales).

1er mai. Il sort des matières fécales ; suppression du drain et des crins ; phlébite de la jambe droite.

Le 6. Il n'est plus coulé de matières fécales depuis trois jours; plaie en bon état.

Le 26. Oppression subite, palpitations, presque syncope.

Le 28. Nouvel accès en lisant.

Le 29. Bon état, pâle; pouls régulier; rien au cœur.

3 août. Va très bien, marche en boitant un peu. Cicatrice complète.

Obs. VII. — *Appendicite. Abcès.* — Marie St...., institutrice, âgée de 30 ans; 3 mai 1899, sort le 8 juin 1899. Réglée à 16 ans, vierge.

21 avril. Douleur subite dans l'abdomen; fièvre et sueurs.

Le 22. Vomissements, constipation, douleur au Mac Burney, à son entrée; douleur et résistance de la paroi, pas de fièvre.

9 mai. *Anesthésie.* — Laparotomie sur bord du droit, cæcum adhérent, résection d'épiploon; en décollant le cæcum, abcès sous-cæcal contenant appendice perforé; nettoyage: deux drains, une mèche, un crin. On enlève les trois quarts de l'appendice à partir du cæcum, rouge, tomenteux, plein de fèces et de sang; le quart resté en place était suppuré, très adhérent: on craint de perforer le cæcum pour l'avoir.

Le 12. Ablation des mèches, a rendu des gaz.

Le 17. Ablation et crins. Cicatrisation, sauf au passage des mèches.

Le 29. Elle a éliminé un catgut.

12 décembre. Va bien.

Obs. VIII (résumée). — N. L...., 9 ans. Entrée 11 mars 1900, sort le 20 avril 1900.

9 mars. Début

Le 10. Le médecin soupçonne appendice.

Le 11. 38°,7. P. 120; le matin, ventre dur en bois. Pas de gaz, pas de nausées ni de vomissements. 38°,1. P. 108, à 3 heures; à 8 heures, 38°,4. P. 100. Ventre souple, sauf fosse iliaque.

Le 12. 37°,8, P. 100. Rend des gaz.

Le 13. 37°,2, P. 92. Gaz.

Le 14. 36°,7, P. 84. Petite selle et gaz.

Le 18. Purgé huile de ricin, état parfait.

Le 19. *Anesthésie.* — Lap. sur le bord du droit; cæcum collé à la paroi; abcès lavé à l'eau oxygénée; sur l'extrémité du cæcum deux adhérences qui entament la paroi; prolonge l'incision en haut et relève le cæcum fortement; l'appendice est fusionné avec sa face profonde et l'extrémité de cet appendice fait avec l'épiploon et le cæcum un gros magma. Je libère et je réséque l'appendice au catgut et au thermo-ligature de l'épiploon, puis résection du morceau adhérent à l'intestin; 4 points de Lembert à la soie sur cæcum pour protéger les parties dépouillées; 2 drains, 4 mèches.

Le 20. Excellent état; pas de douleurs; langue bonne, 37°,6, P. 100. Pansement très sali de sérosité.

Le 21. Pansement; ablation d'une mèche; a rendu des gaz.

Le 22. Pansement; ablation d'une mèche; a rendu des gaz. — 37°,80.

Les 23, 24. Ablation de la dernière mèche, selles copieuses.

Le 25. Raccourcissement du drain.

Le 29. Suppression du drain; a la grippe.

2 avril. Ni mèche, ni drain, 37°.

Le 8. Rentre chez lui; petite plaie superficielle.

Le 20. Se lève, marche; un point touché au nitrate.

Obs. IX. — *Appendicite aiguë.* — 62 ans; entre 30 décembre 1898, morte 7 janvier 1899. Il y a 20 ans, péritonite, suite de couches; il y a 8 jours, début brusque de la maladie actuelle.

3 janvier. *Anesthésie.* — Laparotomie en dehors du droit sur la masse que l'on sentait dans la fosse iliaque. Issue d'un verre de pus noir infect; grand lavage au permanganate; deux drains, une mèche; a dû, pour ouvrir le foyer, décoller le cæcum de la fosse iliaque; n'a pas senti l'appendice.

Le 6. Pansement, sphacélé; gaz, lavage; bon état. Le soir, délire.

Le 7. Mort à 4 heures.

— 93 —

Oss. X. — D. P..., opéré le 31 mai 1899, sorti le 23 juin 1899. Première attaque d'appendicite en février à Rome.

Le 30. Pris brusquement, le 29 au soir, de douleurs et vomissements toute la nuit ; a pris huile de ricin et l'a vomi.

Le 31. Point douloureux exquis ; ventre souple à gauche, dur à droite, 92, pas de température, a rendu des gaz. Opéré à cinq heures et demie sur sa demande. Syncope pendant l'opération. Laparotomie sur le bord du droit ; un peu de liquide louche ; appendice coiffé par épiploon en érection en dedans du cæcum, court, dur, gros, lié sur base ; section au thermo ; comme il y a du pus autour, un gros drain, deux points catgut, l'appendice gros, un méso très épais.

2 juin. Ablation du drain, fermeture du crin inférieur.

Le 8. Ablation des crins, réunion.

Le 22. Sort guéri et cicatrisé.

Oss. XI. — *Appendicite subaiguë. Abcès.* — T. A..., 42 ans, entré 30 décembre 1899, sort le 1er février 1900.

1884. Douleurs violentes rapportées à des coliques hépatiques. 1899. Nouvelle crise en novembre, douleurs prédominant à droite.

27 décembre. Douleur plus vive, diagnostic appendicite : point de Mac Burney, vomissements, toute la fosse iliaque est pleine.

4 janvier. *Anesthésie.* — La tuméfaction est très haute vers la crête iliaque. Incision sur bord du droit. Sous le cæcum, adhérent à la fosse iliaque, trois ou quatre abcès séparés, dont un en contact avec l'appendice, qui est rétracté comme longueur, mais gros et dur.

Lavage : 2 drains, 2 mèches, 1 crin.

Le 7. Ablation des mèches.

Le 10. Raccourcissement des drains, suppuration abondante, lavage.

Le 18. Suppression des drains. Plaie superficielle. Sort guéri le 1er février 1900.

Oss. XII. — *Appendicite. Abcès sous-cæcal. Guérison.* — I...., 26 ans, entré le 9 mai 1899, sort le 10 juin 1899.

Novembre 1898. Attaque d'appendicite.

5 mai 1899. Depuis 2 jours a eu une suite de crises gastro-intesti nales, qui se localisent au point de Mac Burney. Douleur, résistance musculaire. Pas de vomissements, a eu selle et gaz, selles particulièrement fétides.

Le 10. *Anesthésie.* — Lap. sur bord du droit en décollant le cæcum en bas ; sur bord du détroit, abcès que j'éponge. Je suis l'appendice. Je ramène un petit calcul appendiculaire comme pépin de citron. Appendice en morceaux. Je ramène la portion libre ; la partie vers le cæcum est en bouillie. L'orifice sur cæcum est mis à nu ; un point de catgut en mauvais tissu, 2 gros drains et 2 mèches, 1 crin.

Le 11. Pansement a suinté — changé ; 37°,72.

Le 12. Raccourcissement des drains.

Les 13-14. Pansement ; raccourcissement du drain ; ablation des mèches.

Le 15. Suppositoire ; la plaie suppure ; n'a pris que des liquides.

Le 16. Il est sorti des matières fécales, sans fièvre.

Le 20. Il ne sort plus de matières ; selle énorme spontanée.

9 janvier. Rentre chez lui ; plaie superficielle.

Obs. XIII. — *Appendicite. Abcès rétro-cæcal.* — P. R..., 14 ans. Entrée, 22 avril 1899. Sortie, 26 mai 1899.

14 avril. Angine pultacée ; guérison rapide.

Le 19. Le soir après dîner, douleur vive dans le ventre à l'épigastre ; il vomit ; il avait été purgé l'avant-veille.

Le 20. 39°,5 ; ventre douloureux. On pense à l'appendicite.

Le 21, *idem.*

Le 22, le matin, 40°,6 ; le soir, 38°,5 ; pouls 110, bon, langue humide ; il l'avait eue sèche ; gros empâtement à droite, tout le long de la crête iliaque. Le point douloureux est plus haut que Mac Burney et plus en dehors, le voisinage de l'arcade est libre, la moitié gauche du ventre est libre et souple ; a vomi de la bile cette après-midi ; il me semble que nous sommes en décroissance, qu'il y a menace d'abcès ; régime sévère.

Le 23. 37°,4, 78, langue bonne ; pas de nausées ; il a rendu des gaz, régime sévère.

— 95 —

Le 24. Le plastron a disparu, le ventre s'assouplit 36°,6, P. 78, gaz 4.

Le 25. Purgé.

Le 26. *Anesthésie*. — Laparotomie sur le bord du droit, mais très haut parce qu'il y a une petite tuméfaction ; cæcum très haut et sous lui abcès, appendice fusionné avec le cæcum ; lié et réséqué à son insertion, puis séparé. La partie qui était dans l'abcès est aux trois quarts détruite. Deux drains, mèches deux crins, a eu une syncope une demi-heure après que nous l'avons quitté. Soir 38°,3, P. 100 ; langue sèche, n'a pas vomi.

Le 27. Pansement qui a pointé, 37°,70 ; soir, 38° ; 80.

Le 28. A dormi, gaz, ventre souple.

Le 29. Pansement, ablation des mèches, pus très odorant.

3 mai. Ablation d'un drain.

Le 5. Ablation du dernier drain.

Le 24. Cicatrisé, absolument.

Obs. XIV. — *Appendicite, Fistule après abcès*. — A. S..., 39 ans. Entrée 10 mars 1897, sortie 2 avril 1897 ; opéré par Routier d'un abcès appendiculaire le 8 janvier 1897 ; sort guéri le 22 février, mais nouvel abcès qui s'ouvre tout seul, guéri, cicatrisé, sent des tiraillements et de la gêne.

12 mars. *Anesthésie*. — Incision dans la cicatrice, enlève une ligature de la paroi ; libère les adhérences du moignon épiploïque à la paroi et enlève aussi 2 fils de ce moignon, appendice gros, court, épais, dur, adhérent au cæcum par son extrémité libre ; libéré par une ligature. Ligatures sur appendice et son méso-thermo ; dédoublement de la paroi et remisé à un des muscles, suture unie. L'appendice gros comme l'annulaire, contient deux petits calculs stercoraux peu durs ; muqueuse piquetée.

Le 13. A vomi 2 fois hier ; avait vomi tout le temps de l'opération ; langue bonne, P. 02, 37°,2 ; va très bien, rend des gaz.

Le 15. Va parfaitement. Suppression de la gaze iodoformée qui est remplacée par de la gaze stérilisée à cause de l'odeur qui gêne le malade.

Le 21. Ablation des crins ; réunion.

Le 27. Suture parfaite.

Le 30. Se lève et marche, a eu à de très fréquentes reprises de la colite pseudo-membraneuse.

Obs. XV. — *Appendicite. Abcès. Fistule. 2 opérations.* — V. A...., 9 ans. Entré 13 février 1897 ; 24 mars 1897 ; sort 4 avril. Début 6 février.

Les 8-10-12. Tuméfaction très accusée ; a eu des selles avec peine ; douleur vive hier.

Le 13. Tuméfaction visible à l'œil nu, mate, douloureuse.

Anesthésie. — Incision sur le bord du droit. Ouverture d'un abcès (un demi-verre de pus phlegmoneux et infect), deux drains, mèche, trois points de suture en haut. Cet enfant a dû avoir en octobre une crise semblable.

Le 14. Gaz. 37°,2, P. 96, pansement.

Le 18. Ablation des mèches ; drains raccourcis le 16.

Le 20. Ablation des drains-mèches.

3 mars. Presque cicatrisé, il n'y a plus rien en profondeur.

Le 12. Vomissements ce matin, avec douleur violente de l'épine iliaque antérieure et supérieure droite.

Le 14. Douleur Mac Burney, le muscle se défend, a eu 38° une fois.

Le 18. Tout est très simple : il ne souffre plus et a faim.

Le 20. *Anesthésie.* — Incision avec résection de ce qui était la fistule, tarie du reste ; l'intestin grêle adhérent est détaché, sur le cæcum l'appendice en V ressemble à un haricot. Je le dégage et le lie ; thermo, suture, crins, salol. L'appendice très épais contient le foyer avec hématome et une ulcération de la muqueuse au niveau du coude, prête à percer.

Le 21. Gaz, selles.

Le 24. Ablation du crin le plus bas de la suture qui menace ; il a eu 38° dans le rectum.

Le 27. Ablation des crins.

3 avril. Parfaitement guéri.

CONCLUSIONS

I. — Quand on opère à froid, il faut faire l'incision de Jalaguier et le mode de suture qu'a décrit ce chirurgien.

L'appendice doit toujours être enlevé.

Chez l'enfant, la libération de l'épiploon suffit.

Chez l'adulte ou le vieillard, qui ont souvent un épiploon rétracté, il faut réséquer largement cet épiploon comme le recommande Walther. Il faut, comme Jalaguier, enfouir toujours le moignon.

Le plan incliné convient à tous les cas, sauf quand l'appendice est sous-hépatique. Jalaguier l'emploie depuis deux ans.

II. — A chaud.

Il faut aller systématiquement, comme Routier, à la recherche des abcès et de l'appendice.

La voie transpéritonéale nous paraît la moins dangereuse.

L'incision que fait Routier sur le bord du droit permet d'ouvrir les différentes variétés d'abcès, sauf ceux qui siègent dans la fosse iliaque gauche.

L'opération est incomplète si l'appendice n'a pu être réséqué ; une intervention secondaire sera presque fatale, si l'appendice n'a pas été séparé du cæcum.

Si l'évacuation se fait mal par les drains abdominaux,

il faudra drainer le petit bassin, par la voie périnéale chez l'homme, le vagin chez la femme.

Dans certaines appendicites pelviennes, le drainage périnéal ou vaginal est un adjuvant précieux.

Le plan incliné ne nous paraît pas indiqué dans les opérations pour appendicites suppurées enkystées ; il est dangereux dans les appendicites pelviennes, qui n'ont pas pu déterminer de plastron abdominal ; il est inutile s'il y y en a un.

INDEX BIBLIOGRAPHIQUE

Bulletins et Mémoires de la Société de Chirurgie, 1890, 1892, 1895, 1896, 1897, 1898, 1899, 1900.

Albarran et Caussade. — *Presse médicale*, 1897, n° 37.

Barbet. — Thèse Paris, 1898.

Barnsby. — Thèse Paris, 1898.

Brault. — *Lyon médical*, 1898, n° 87.

Broca. — *Appendicite*, (Actualités médicales.)

Brun. — *Presse médicale*, 1896, 1897. *Traité des maladies de l'enfance* de GRANCHER. Art. Appendicite.

Challiol. — Thèse Lyon, 1897.

Gullianu. — Thèse Paris, 1897.

Damaye. — Thèse Paris, 1895.

Dormoy. — Thèse Lyon, 1897.

Esnault. — Thèse Paris, 1897.

Gervais de Rouville. — *Montpellier médical*, 1895.

Goinard. — *Lyon médical*, 1898, n° 87.

Guinard. — *Traité de Chirurgie* de LE DENTU et DELBET. Art. Appendicite.

Houzé. — Thèse Paris, 1896.

Jaboulay. — *Lyon médical*, 1898, n° 88.

Jacob. — Thèse Paris, 1895.

Jalaguier. — *Traité de Chirurgie* de DUPLAY et RECLUS (2° édition). Art. Appendicite.

Comm. à la *Société de Chirurgie*, 1890-1900.

Koindje. — Thèse Paris, 1897.

Laize. — Thèse Paris, 1898.

Lasserre. — Thèse Lyon, 1897-98.

Lavabre. — Thèse Lyon, 1897.

Lecorney. — Thèse Paris, 1899.

Legueu. — *Appendicite*, 1897, 1899 (œuvre médico-chirurgical. Collection Critzmann).

Levrey. — Thèse Paris, 1898-99.

Margery. — Thèse Lyon, 1892.

Mauclaire. — *Bulletins Soc. anat.*, 1897.

Mollu. — *Province médicale*, 1898, n° 12.

Monod et **Vanverts**. — *Appendicite* (coll. Léauté).

Piard. — *Thèse Paris*, 1896.

Poncet et **Jaboulay**. — *Revue de Chirurgie*, 1892.

Poncet. — *Bull. Ac. méd.*, 1892.

Routier. — *Comm. à la Soc. de Chirurgie* 1892-93, 98, 99, 1900. . .

Roux. — *Revue médicale de la Suisse romande*, 1890, 91, 92. *Cong. chirurgie*, 1895.

Siron. — *Thèse Paris*, 1898.

Termet et **Vanverts**. — *Gaz. Hôp.*, 1897 (9, 11, 16, 20 mars).

Terrier. — *Revue de Chirurgie*, 10 janvier 1900.

Velten. — *Thèse Lyon*, 1899.

Vignard. — *Thèse Lyon*, 1899.

IMPRIMERIE A.-O. LEMALE, HAVRE.

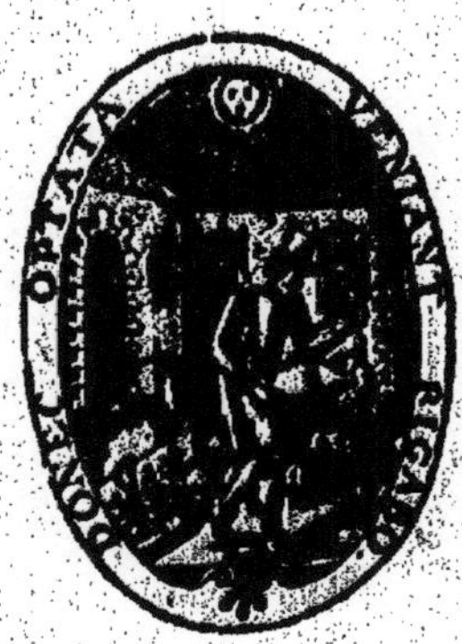

IMPRIMERIE A.-G. LEMALE, HAVRE.